imaginist

想象另一种可能

理
想
国

imaginist

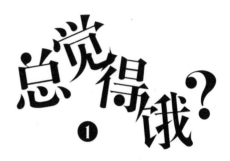

总觉得饿？①

来自哈佛医学院教授的科学饮食法

[美] 大卫·路德维希 著　未宛　王亦慧 译

四川科学技术出版社

·成都·

图书在版编目（CIP）数据

总觉得饿？ ：来自哈佛医学院教授的科学饮食法/
（美）大卫·路德维希（David Ludwig）著；未宛，王亦
慧译.--成都:四川科学技术出版社,2018.12
ISBN 978-7-5364-9313-1

Ⅰ.①总… Ⅱ.①大… ②未… ③王… Ⅲ.①饮食营
养学②保健—菜谱 Ⅳ.①R155.1②TS972.161

中国版本图书馆CIP数据核字(2018)第267734号

ALWAYS HUNGRY? by David Ludwig © 2016
This edition arranged with InkWell Management, LLC.
through Andrew Nurnberg Associates International Limited
本书由北京东西时代数字科技有限公司提供中文简体字版权

图进字 21-2018-313

总觉得饿？

来自哈佛医学院教授的科学饮食法

著　　者　［美］大卫·路德维希 David Ludwig
译　　者　未　宛　王亦慧

出 品 人　钱丹凝
责任编辑　杨璐璐
特约编辑　鲍夏挺　毛　丹　陆　飞　赵　龙
封面设计　陈　洋
责任校对　税萌成　石永革　杜　柯　杨彦康等
出版发行　四川科学技术出版社
地　　址　四川省成都市青羊区槐树街2号　邮政编码：610031
成品尺寸　130mm×200mm
印　　张　14.625　字　　数　278千
印　　刷　山东鸿君杰文化发展有限公司
版　　次　2019年1月第1版
印　　次　2019年1月第1次印刷
定　　价　69.00元（全二册）

ISBN 978-7-5364-9313-1

大卫·路德维希及《总觉得饿?》
所获好评

一代人中才能出这么一位科学家，让我们对人为什么会生病、病了又该怎样治有全新的认识。路德维希医生就是这样一位科学家。《总觉得饿?》这本书非常实用，它让关于减肥的各种谣言不攻自破，第一次就人们为什么会发胖、为什么总觉得饿做出了解释。如果你真的想彻底结束与体重的斗争，就读读这本书，然后按书中要求的去做。

——Mark Hyman 医生，任职于克利夫兰医院功能医学中心

《纽约时报》畅销书排名第一位

The Blood Sugar Solution 作者

《总觉得饿?》巧妙地挖掘出我们之所以选择某类食物所隐藏的科学依据。路德维希医生的阐述如此出色，是对这整个领域的革新。他的饮食计划会让你对食物充满热情，将其视为改善自己终身健康的关键。

——David Perlmutter 医生，《纽约时报》畅销书

Brain Maker 作者

几十年来，很多饮食项目，都将路德维希医生的研究成果作为理论基础。如今，他将自己多年的成果加以提炼，浓缩在这本精彩且具有突破性意义的杰出作品中。《总觉得饿？》将从根本上改变我们对减肥的看法，而这种改变正是当今亟须。准备好迎接更健康的明天吧。

——Andrew Weil 医生

亚利桑那大学整合医学中心创办人及负责人

路德维希医生是肥胖症领域中少有的真正权威之一。他既是德高望重的医学研究专家，同时也是执业的临床医生，因此更了解体重控制之复杂，维持减肥成效之不易。这本书明确地指出了体重增加的根源所在，那就是无时不在的饥饿感。如今饱腹感的概念已逐渐为人接受。根据这一理论，本书提出了切实可行、终身适用的方法，帮助人们提升健康水平，不管你体重如何。如果你关注自己今后的健康，这本书绝对值得细细研读。

——Barry Sears 博士，《纽约时报》畅销书排名第一位

The Zone 作者

路德维希医生以自身丰富的临床经验及研究成果，针对成百上千万超重美国人面临的挑战，为我们带来一个令人期盼的全新视角。到目前为止，绝大多数减肥项目都以热量的摄入和燃烧为重心，虽然理论上似乎没有问题，但实际操作

起来往往以失败告终。而路德维希医生告诉我们，不要将目光放在计算卡路里（卡路里在本书中的含义及换算，见"本书用量单位及换算"。）上，而要重视饮食质量，这样不仅能让我们的体重指标更健康，还能让我们从进餐中获得更多的愉悦。对于所有苦苦挣扎想要维持健康体重的人来说，这本书绝对是必读书。

——Walter Willett 教授，哈佛陈曾熙公共卫生学院
Eat, Drink and Be Healthy 作者

终于，这么多人节食失败有了解释，如何改善新陈代谢，控制饥饿感并且成功减重有了一个路线图。路德维希医生的这本著作不仅有教育性，更可以改变人生。

——Francine R. Kaufman 医生，美国糖尿病学会前会长
Diabesity 作者

忍饥挨饿加上过度运动的结果是身体虚弱，而不是瘦下来。听听营养学顶级专家的意见，学习怎样策略性地利用食物来彻底消除饮食冲动。以后你就再也不会为热量问题担心了。

——Dave Asprey，《纽约时报》畅销书
The Bulletproof Diet 作者

几十年来人们都在控制饭量，计算卡路里，追求低脂饮食，如今终于出了一本建立在现代科学理论基础上的减肥书籍。路德维希医生的书，为我们揭示了为什么计算着卡路里吃饭的减肥方法注定会失败，怎样才能利用不同食物的生物力量，重新获得对自己的身体、个人健康的掌控，享受进餐的愉悦。所有卡路里并非都是一样的，同样也不是所有饮食书籍都一样。《总觉得饿？》为健康而有成效的减肥设立了一个新标准。

——Dariush Mozaffarian 医生，公共卫生博士
塔夫茨大学弗里德曼营养科学与政策学院主任

路德维希的这本书，不仅有前沿的医学研究成果，更有大量的饮食建议，对人们的食欲按钮为什么总是处于开启状态给予了耐心的解释。没有比这更好的了。

——Jennie Brand-Miller 教授
The Low GI Handbook 作者

这不是一本教你节食的书。相反，它讲述了一种饮食方式，通过重组我们的脂肪细胞来释放多余的脂肪，根本无需挨饿。路德维希医生将尖端科研和临床经验结合起来，提出了一种人人可以遵循的、切实可行的饮食模式。

——Janet King 博士，奥克兰儿童医院及研究中心执行主席
2005 年度美国农业部膳食指南顾问委员会主席

路德维希医生是营养学和体重控制方面的领军人物，也是为数不多的几位能将最新科研成果与日常生活相结合，为人们提供帮助的人物之一。这本书理论坚实，既实用，又创新。

——Kelly D. Brownell 教授

杜克大学桑福德公共政策学院院长

路德维希医生是世界知名的内分泌学家及科研工作者。他在《总觉得饿？》一书中，以明晰浅显的语言，解释了造成今天美国人如此肥胖的原因，阐明了我们该如何行动，逆转肥胖在我们这一代、我们的下一代及全国的流行。这本书绝对要读！

——Arthur Agatston 医生，《纽约时报》畅销书

The South Beach Diet 作者

试点测试参与者的评价

体重和腰围，反映了在为期 16 周的试点测试阶段所发生的变化。具体请见第 19 页。

我丈夫说他觉得我不是在吃减肥餐。他说，吃减肥餐都是要挨饿的。因为我没觉得自己在挨饿，所以我不能说这是减肥餐。能够不被自己的食欲所左右，这种感觉真的很好！我感觉这种变化很好。

——唐娜·A.，51 岁，华盛顿州细拉镇

减重：10 千克；腰围缩小：12.7 厘米

我已经在同一家医院工作了 15 年。如今每天总有两三次，甚至五次，有人走过来跟我说："哎呀，你看起来真精神。"这真是我意想不到的愉悦回报。我开始减肥纯粹是为了自己。但是现在有很多很多人专门找到我，说"拜托了，把你的经验跟我讲讲吧。我也想知道怎么才能减下去"。我个人觉得这真是很神奇。

——埃里克·F.，42 岁，马萨诸塞州尼德姆

减重：7.7 千克；腰围缩小：7.6 厘米

这个饮食项目包含的，不只是体重秤上的一个数字。我觉得，他们应该把这个项目叫作"换脑食谱"，因为我对食物，对自己的身体、生活方式以及整体精神面貌有了完全不同的认识。当然诱惑还是存在的，但是我不再总是感觉饥肠辘辘，觉得没吃够。以前我认为是我的问题，是自己意志力不足，不够坚强。而这个项目让我认识到，我可以做得到。这种感觉我不知道怎么来描述，但真的希望其他人也能体会得到。我认为这个计划我可以坚持一辈子。

——丽萨·K.，52岁，马萨诸塞州戴德姆

减重：8.6千克；腰围缩小：15.2厘米

我再也不是只要醒着就想着吃了。开始这个项目之前，我心里总是惦记着下顿吃什么，或者再吃点什么零食。可那时从未有过饱腹感或者吃饱了不想再吃的感觉。而现在，我倒是要常常提醒自己，又到吃饭的时间了。我感觉神清气爽，很久都没有过这么好的感觉了。脸部的轮廓清晰了，脖子也重现江湖了，肩膀也不再宽得像打橄榄球的了！看着镜子里的自己，我喜欢现在的样子。

——安杰莉卡·G.，50岁，加利福尼亚州萨克拉门托

减重：5.2千克；腰围缩小：7.6厘米

这个项目让我相信了饮食很重要，非常重要！我根本没锻炼,体重却减下来了。我从来没想过我能学会改变饮食结构,

减掉体重，而同时真正从食物中得到享受。

——狄波拉·W.，52 岁，马萨诸塞州图克斯伯里

减重：9.5 千克；腰围缩小：10 厘米

这个项目我是全心全意地坚持下来了。以前还没有哪个减肥项目或者健康项目是我能一直坚持的。实在是在身体上支撑不下来。要么就是饿得前胸贴后背，然后暴饮暴食；要么就是慢慢地吃点这个，吃点那个，然后感到罪恶，最后干脆放弃。生活提供了那么多美味的食物能满足你的身体，如果你对自己的身体需要什么，极限在哪里都毫不知情，那就是在瞎吃！

——多米尼克·R.，40 岁，明尼苏达州圣保罗

减重：12.7 千克；腰围缩小：16.5 厘米

我对自己的减肥成果特别满意。按食谱做出来的东西非常好吃，这还是我这种从来没做过饭的人做的。

——玛丽·L.，51 岁，马萨诸塞州昆西

减重：8 千克；腰围缩小：5 厘米

我之所以选择这个项目，就是因为我再也受不了疲惫萎靡的日子了。一天还没开始，就已经觉得累。等下了班回来，想再做什么都懒得动了。因为我的日程排得特别满，所以我吃饭经常狼吞虎咽，结果吃完就胀气，人也感觉很疲劳。自从

开始这个项目，马上就让我觉得精力旺盛了，睡眠也好了。对我来说，这个项目最大的好处，就是早晨起床时感觉神清气爽，哪怕就是一天工作 18 个小时，我也有精力应对。而且我还学会了做健康的选择，倾听自己身体的声音——我怎么没早点参加呢？！

——阿曼达·N.，28 岁，马萨诸塞州佩珀雷尔

减重：3.6 千克；腰围缩小：12.7 厘米

这个项目对我而言，就是要改善健康状况。减肥是不错的附带效应。你可以吃速减餐，24 天减掉 10 千克，然后马上回到旧的饮食习惯中；你也可以一年里每个月都减掉几千克，既能享受美食，还能将减重成效一直维持下去。

——克里斯汀·Z.，24 岁，马萨诸塞州多切斯特

减重：9 千克；腰围缩小：无数据

去年冬天是我经历过的最艰难的冬天之一。运动量不够，天冷得让人老想吃，相比往年，更多的时间被困在家里。按说这样一来可能会胖好多。但是，谢天谢地我参与了这个项目，而且做起来还是最容易的一个！

——凯瑟琳·L.，56 岁，马萨诸塞州斯托纳姆

减重：3 千克；腰围缩小：5 厘米

我现在穿上了牛仔裤，之前有两年多时间，牛仔裤不是

拉不上拉链，就是扣不上扣子！一切的改变，都源于我减掉的那10.2厘米腰围！我以后再也不会去碰精加工食品了！我现在是动力满满！

——乔伊斯·D.，70岁，佐治亚州罗斯威尔

减重：3.6千克；腰围缩小：11.4厘米

变化太大了，我太高兴了！体重下来了，腰围缩小了，精力旺盛了，精神面貌变好了。还有特别棒的一点是，这样的生活方式我可以持续下去了。这个项目的食谱教我做的食物很可口。饭后感觉很饱很满足，不再觉得没吃够。它对我真的有效果（对我太太也是！）。就算等我减到了自己的理想体重，我也不会停用这个饮食计划。我的健康状况比以前好多了，我可不想回到过去那个状态。每一周我都比前一周更自信。

——丹·B.，45岁，犹他州李海

减重：6.8千克；腰围缩小：2.54厘米

我全天的精力都得到了增强，尤其是傍晚时段。以前每到那个时候，我总是觉得人蔫蔫的，要靠咖啡提神。跟着菜谱做很容易，学着做那些可口的饭菜是个很享受的过程。虽然16周的项目已经结束了，但我的体重还在继续下降！

——本杰明·P.，马萨诸塞州内蒂克

减重：6.3千克；腰围缩小：5厘米

最大的变化是我知道怎样选择食物了。我不再觉得自己是食物的奴隶，不再觉得吃不够。如今我对新鲜莓子的期盼程度，不亚于过去对饼干的期盼。知道怎样选择食物，让我获得了自由，让我在其他方面也有了自主权。去年的这个时候，我压根没指望自己的体重能减轻。而既然我能让体重降下来，那我就什么都能做到。

——吉姆·S.，47岁，犹他州南乔丹

减重：11.4千克；腰围缩小：8.9厘米

如今我的头脑和身体感官，不再被"想吃想吃想吃"全部占据。我可以冷静地思考，冷静地体验身体的感受。我知道什么是感觉良好（心理上和身体上），而且这种感觉与体重秤上的读数已经没有我以前认为的那么强的联系了。我有了希望——这点太重要了。

——南希·F.，64岁，明尼苏达州伊甸草原

减重：6.6千克；腰围缩小：17.8厘米

坦白讲，我确实发现这个项目能改变人生，我参与的本意是要减肥，但到了结束的时候，我发现它带给我的益处远不止减掉的体重。这关系到的不只是我的健康和整体的精神面貌，还关系到我的整个家庭。

——劳伦·S.，52岁，马萨诸塞州北安多弗

减重：12.7千克；腰围缩小：11.4厘米

这么多年，我一直讨厌自己的身体，每次看到自己的照片，就想"天呐，我没那么难看吧"。所以，这个不会让我有负罪感的饮食计划真的不错。随着时间的推移，跟一些过去我吃了太多的食物说再见，也越来越容易起来。我得承认，有能力说不，又不会有没吃够的感觉，确实让人很舒服。

——鲁丝·S., 65 岁，明尼苏达州斯蒂尔沃特

减重：6.8 千克；腰围缩小：6.3 厘米

天翻地覆的变化！以前我全身疼痛、轻度抑郁、头脑昏沉，需要吃抗抑郁药，如今这些症状奇迹般地全消失了！疲劳感没了，酸痛感没了，每天都是笑着醒来。我先生看我居然不再因为经常头疼去吃泰诺，简直惊呆了。这叫什么？我说这叫奇迹。

——乔蒂·A., 59 岁，俄克拉何马州马斯科吉

减重：3 千克；腰围缩小：10 厘米

说到做饭，我经常觉得不知道该做什么。每到这个时候，一不小心就会选些不健康的速食品，比如精加工食品或者快餐。这个项目提供的那些食谱，又提起了我对做饭的兴趣。一大惊喜就是，我的两个孩子，一个 8 岁，一个 10 岁，都爱吃食谱里的饭菜。我原以为他们两个不会喜欢这些以前没吃过的东西，没想到他们真喜欢上了。还有一点很让人鼓舞，那就是就算我偏离了计划，也不等于就没救了，我还可以重

新开启计划，让自己变得健康起来。

——埃丝特·K.，38 岁，得克萨斯州弗洛尔蒙特市

减重：5 千克；腰围缩小：8.9 厘米

这个项目让我终于明白了自己的饮食冲动与血糖的关系。如今这种冲动基本消失了，而且我很少觉得饿，过去这对我来说是个挑战，尤其我还在从事 Crossfit 训练和铁人三项运动。从这个项目里，我学到很多知识，知道了怎样吃让自己活得更好，而不是为了吃而活着。现在，无论是睡眠还是训练效果，都比以前好了。那些食谱，好吃得不得了！

——阿曼达·B，35 岁，马萨诸塞州罗森岱尔

减重：3.6 千克；腰围缩小：6.4 厘米

本书用量单位及换算[*]

1 茶匙 =5 毫升　1/2 茶匙 =2.5 毫升

1 汤匙 =15 毫升　1/2 汤匙 =7.5 毫升

1 杯≈236 毫升　1/2 杯≈118 毫升

1 卡路里 (Cal) =1 大卡 (Cal) =1 千卡 (kcal) =1000 小卡 (cal)

=4184 焦耳 (Joule) = 4.184 千焦 (kJ)

---

[*]　请注意，卡路里有"大卡"（Cal）和"小卡"（cal）之分。本书所有食物热量计算仍按照原版书中的"1 卡路里（Cal）=1 大卡（Cal）=1 千卡（kcal）=1000 小卡（cal）"。卡路里是美国采用的食物热量法定单位；中国和欧洲等国采用的食物热量法定单位是"焦耳"（Joule）。用卡路里计算热量在现今营养和健身类书籍中较为常见。——编者注

致班吉、乔伊、道恩和"贝蒂奶奶"

——与你们一起，我享用了许许多多的美味佳肴

致读者

　　本书中所有的个人陈述都取自真人真事，描述了试点测试参与者真实的个人体验。所有这些参与者都已授权我们在书中使用他们的真名、姓名首字母、年龄及所在地。为语法准确及表达简洁起见，我们对他们的陈述进行了适当的编辑。

目录

第一册

第二册

减肥的新思路

绝大多数减肥方案要求你减少热量摄入。这个方案不用。

很多减肥方案要你忍饥挨饿。这个方案不用。

有些减肥方案要你拼命运动。这个方案不用。

之所以如此，是因为本书所述的计划——"总觉得饿"的解决方案，是以数十年的研究成果为基础的，这些成果具有突破性却少有人知，所以我们的减肥方法与传统方法迥然不同。

传统的节食方案，是通过限制热量摄入来去脂。可惜这种方法在实际生活中注定行不通，因为它治标不治本。限制热量摄入，只消几周时间，身体就开始出现不良反应，人会觉得又饿又疲劳、精神不济。这种感觉我们刚开始可以忍着，但是我们的减肥动力和意志力不免会被削弱。抵挡不住食物的诱惑只是迟早的事。于是体重开始反弹，而且往往最后比减肥之前还要重。

"总觉得饿"的解决方案没有把重点放在热量上，而是从饮食结构的源头入手，直接将脂肪组织作为标靶。通过恰当的食物种类和搭配（同时辅以减压、调整睡眠及适宜的运动等支持手段），对脂肪细胞进行重新训练，令其将储存的热量释放出来。做到了这一点，那些沉积的脂肪就会活跃起来，为身体所用，让新陈代谢进入减重模式。你会觉得精力一下子旺盛起来，饱腹感大幅提升——进食后愉悦的满足感。你会觉得自己精神起来，体重开始下降了，可人并不觉得饿，也不会馋得一直想吃。

　　我们的减肥试点测试项目为期16周，体验者共计237人。有些体验者，比如唐娜·A.、多米尼克·R.和马修·F.，从项目初始体重就开始下降，而且减重迅速（见所获好评）。也有些体验者，虽然体重下降相对缓慢，但整体健康水平有重大提升，比如腰围缩小、心脏病风险因素降低等。此外，体验者都反馈自己有下列全部或大部分反应：饥饿感下降、食欲降低、餐后饱腹感延续时间变长、更享受食物、精力更旺盛，而且整体精神面貌改善。这些体验积极正面，与限制热量摄入的典型减肥体验截然相反，也更有利于实现长效减肥的目标，避免出现减了又胖，胖了再减的局面。

　　只图一时减重，那就饿着吧。若想要持续减重，就得喂好你的脂肪细胞！

　　"总觉得饿"的解决方案中既有可口的蛋白质(荤素任选)、美味的酱汁、耐饥的干果和干果酱，又有多种天然碳水化合物。

这样的饮食搭配如此丰富，又能让胃口得到满足，你不会再想着吃那些精制碳水化合物。那些精加工食品悄悄进入我们的饮食，就是在过去几十年，人们拼命地追求低脂饮食的那段时期。你可能会注意到，我们的食谱有些很有"复古"感，让人禁不住想起20世纪50年代的那些美食。但其实我们在这些食谱中都添加了现代元素，结合最新研究成果对其进行了微调。正确地运用科学手段与成果，让我们用最少的努力，获得最佳的减肥成效和最大幅度的提高整体健康水平。这是**不用节食就能减肥的饮食方式。**

这样的饮食，绝不是惯常的低碳水化合物饮食。在第一阶段——克制饮食冲动阶段，你必须戒淀粉戒糖，不过只需戒2周时间。到了第二阶段——重训脂肪细胞阶段，就可以少量食用全谷食物和淀粉类蔬菜（土豆除外）和一点点增甜的食物。到了第三阶段——永久减肥阶段，你就可以根据自己身体的耐受程度，谨慎地重新引入面包、土豆制品以及其他一些精制碳水化合物，量身定做适合自己的饮食了。

对于马上就想开始减肥的人，所有重点概念都在第一章《概述》中。通读完第一章，可以直接跳到第二部分——《"总觉得饿"的解决方案》。对于其他读者，第二章至第四章就传统减肥方法存在的问题，展开了更深入的探讨，对无饥饿减肥的最新研究成果进行阐述。本书的第二部分，为你提供了将减肥方案付诸实践所需的所有信息，包括食谱、饮食计划、追踪表、购物单、食材预备指南等等。在结尾的结语中，我就如何能改善社会环境，让人人都生活得更健康提出了一些观点和想法。

衷心期望大家喜欢书中提供的那些美味的营养食谱。我相信《总觉得饿？》能帮助你取得长期减肥成效，增长活力，享受健康人生。

你可以通过 drludwig@alwayshungrybook.com 将体验与我分享。

大卫·路德维希，医学双博士

马萨诸塞州布鲁克莱恩

2015 年 6 月

总觉得饿，体重不减

1905 年，时任美国战争部长的威廉·塔夫脱体重达到了 143 千克。在医生的建议下，他开始了低热量/低脂饮食，并积极锻炼身体，这种方法和如今标准化的减肥疗法惊人地相似。不久，塔夫脱就感觉自己处于"总觉得饿"的状态中。三年后的总统就职典礼上，他的体重已经飙升到了 160.7 千克。[1]

第一章

概 述

20世纪90年代我从医学院毕业的时候，正值肥胖症流行的危机时期。那时的美国，每三个成年人中就有两个人超重，真是令人不可思议。当时还出现了医学史上此前未有的10岁儿童患 II 型糖尿病（之前称之为"成年型糖尿病"）的案例。经济预测显示，用于肥胖症的年度医疗费用将很快超过1000亿美元。正因这些令人不安的发展趋势，我决定从事肥胖预防和治疗的工作。和许多年轻的医生一样，我几乎没有接受过营养学方面的教育。尽管生活方式引发了大多数心脏疾病和其他慢性的致残疾病，可是无论过去还是现在，医学院都只注重药物和外科教育。现在回想起来，缺乏营养学的正统知识对我来说可能是因祸得福。

20世纪90年代是低脂饮食热潮的鼎盛时期，1992年在美国发布的首版《食物金字塔指南》（图1-1）就证明了这一点。基于所有热量都相同的概念，《食物金字塔指南》建议我们避免摄入任何类型的脂肪，因为脂肪的热量是其他主要营养成分的两倍。相反，它建议我们应大量摄入碳水化合物，其中包括每天 6 ~ 11 份的面包、麦片、饼干、意大利面和其他谷物制品。值得庆幸的是，我没有被灌输这些传统的教学内容，而是以开放的心态（多半是从零开始），开始了我在营养学研究和病人护理领域的职业生涯。

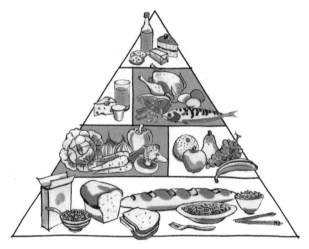

图 1-1　食物金字塔指南

我的第一项专业研究工作，是在一个基础科学实验室里进行的，实验对象是老鼠。这项实验开始后不久，我就被体重控制系统的精妙与复杂深深吸引了。如果我们给老鼠禁食几天，它的体重一定会减轻。接着，再允许它自由进食，它就会狼吞虎咽，直至恢复到原来的体重——不多不少刚刚好。

反之亦然。强行喂食可以暂时让老鼠变胖，但之后它就会避免进食，直到体重回到正常值。多项实验结果显示，动物的身体似乎准确地知道自己的体重应该是多少，从而自动改变食物摄取和新陈代谢以达到自身的设定值，就像是恒温器能够控制房间的温度恒定不变一样。

其中最有趣的科学实验，是研究如何操控这个"体重设定值"。假如我们改变老鼠的某些基因，对其使用药物，或者以特定的方式改变其饮食，那么老鼠的体重就会按照我们的预想增加到一个新的稳定水平。而另外的一些改变，则会引起体重永久下降，并且没有明显的不适症状。这些实验证明了一条关于体内体重控制系统的基本准则：强行改变**行为**（例如，限制饮食），生理就会予以还击（例如，饥饿感更强烈）。而**生理**的改变，却能让行为自然随之改变，从而为长期的体重管理指明了一条更为有效的途径。

在进行基础研究的同时，我还帮助所在医院创建了一个以家庭为基础的体重管理门诊，叫作生命最佳体重（OWL）计划。与当时几乎所有的专科医生一样（许多现在的专科医生也是如此），我们门诊的医生和营养师最初也是将重点放在热量的平衡上，指导病人要"少吃多动"。我们要求病人饮食要低热低脂，还要进行规律的体育锻炼，并指导他们的行为，帮助他们忽视饥饿，忍住食欲，坚持计划。复诊时，我的病人基本上都说自己遵守了医嘱。但是除了少数几个人，大部分人的体重仍在增长，这让所有人都沮丧不已。是错在病人没有如实地告诉我（也许他们也在骗自己），其实他们是吃得多、动得少？还是错在我缺乏激励病人做出改变的技巧？我因为这样质疑自己的病人而羞愧难当。作为一名医师，我觉得失败极了。我害怕去门诊，相信我的一些病人也有同感。说不定国内众多减肥诊所的医生和病人都有这样的共鸣。

实验室里的生理研究让我惊叹，而门诊病人的行为改变却让我沮丧。就这样如精神分裂般地挨过了一年的日子，我开始思考这两者之间为什么会脱节。为什么基础研究科学家和临床医生对肥胖的看法截然不同？为什么我们在治疗病人的时候，对几十年来研究发现的与体重相关的生物因素视而不见？为什么我们的减肥方法仍依照"摄入热量、消耗热量"的模式？这个模式自从 19 世纪末提出以来就没有改变过，那时放血疗法还在大行其道。

于是，我查阅了大量文献，从畅销饮食书作者巴里·希尔斯（Barry Sears, *The Zone diet*）、罗伯特·阿特金斯（Robert Atkins, *Dr. Atkins New Diet Revolotion*）到乔治·卡希尔（George Cahill）、让·梅尔（Jean Mayer）和 20 世纪其他优秀的营养学家。我花了数百个小时泡在哈佛医学院图书馆，埋首于散发着霉味的书籍中，细细翻检，重新发掘那些挑战了旧观念却遭到忽视的关于饮食和体重的理论。随后我发现，几乎没有能支持常规肥胖疗法的证据。

很快，我改变了视角。我认识到食物的作用远远不止传递热量和营养素。虽然一瓶可乐和一把坚果的热量可能是一样的，但是它们对新陈代谢的影响却必然不同。每顿饭过后，全身的激素、化学反应、甚至基因活动都在以完全不同的方式发生变化，一切都取决于我们吃的食物是什么。除了热能的含量，食物的这些生物效应决定了人的感觉是饥是饱，获得的能量是低是高，体重是增是减，是一生慢性病缠身还是健康。我对饮食的看法发生了彻底改变，不再计算卡路里，**而是要了解食物对身体以及归根结底对脂肪细胞的影响**。

我的亲身经历

那时，我才30来岁。和许多美国人一样，自从高中毕业后，我的体重每年都会增加约0.5千克到1千克。大多数时期，我还是匀称健康的，饮食也比较合理，至少是遵循了传统的标准：适量的脂肪，大量的全谷物食品，一天几份蔬菜水果和少量的糖。但是经历了几年稳定的体重增长后，我的身体质量指数（BMI）已经快达到超重的临界值25了。*

我的第一次临床研究，是运用不断积累的营养学知识，在自己身上做的一次试验。我把脂肪摄入量翻了一倍，吃了大量的坚果和坚果酱、全脂奶制品、牛油果和黑巧克力，还毫不吝啬地在蔬菜上浇了大量的橄榄油。蛋白质也增加了少

---

* 身体质量指数，又称体质指数，是体重与身高的比值。对于成人，体质指数的正常值为18.5 ~ 24.9；超重为25 ~ 29.9；肥胖为30及以上。体质指数的计算方法为：体重（单位为千克）除以身高（单位为米）的平方。

许，不过我减少了淀粉类主食，其中包括面包、麦片、意大利面和甜点。我还做了一些其他的改变，但都不是很困难，也没有减少热量，排除碳水化合物，或者进行任何形式的节食。

不到一周，我就感觉到体力和精力有了惊人的提升，一整天都觉得状态特别好，就好像以前不知道的某个重要新陈代谢开关终于被打开了一样。4个月后，我减了9千克，衣服全都不合适了，裤子的尺码小了两号。最令人惊喜的是，这一切自然而然就发生了，我丝毫没有饥饿感，也没有特别想吃碳水化合物。若是以前，每到下午晚些时候我就饿扁了；要是在实验室，我一般下午4点休息的时候还要跑去面包店买一个香草口味的烤饼填肚子，那可是满满的碳水化合物啊。但自从改变了饮食结构，饭后好几个小时我都不会觉得饿。有生以来第一次，我对面包完全失去了兴趣，而在以前我每天三餐都会吃面包。现在每到吃饭时间，我会享受食物带来的乐趣。这种体验和饿得半死急需热量的感受完全不同。

自我试验的成功和对营养学的新认识，让我重拾了护理病人的热情，而门诊的前景更让我振奋雀跃。接下来的几年里，我从动物实验室转到了临床研究，一直致力于在科学控制的条件下探索替代饮食直至今天。

忘掉卡路里

几乎所有来自美国政府和专业营养机构的减肥建议，都建立在"一卡路里等于一卡路里"[1]这个看上去简单诱人的理论基础上。他们会说："只要你少吃多动，摄入的热量比消耗的少，你就会瘦了。"但是从长期来看，这个建议对大多数人根本不管用。尽管政府、专业健康机构和食品行业（推出了"100卡路里的小包装零食"）不断关注热量平衡，可肥胖率始终保持在历史高位。更不用说，20世纪70年代以来惯用的通过低脂饮食来减少热量的方法，简直就是一败涂地。

注重热量平衡非但无法真正减重，还常常给人们带来痛苦。如果所有食物的热量都是一样的话，那么就没有"不好的食物"了，而责任就在于我们能不能自制。持这种观点的人将问题归咎于超重人群，认为他们缺乏知识、自律和意志力，并为食品行业积极推销垃圾食品的行为和政府无效的饮食指南开脱。

人们总是会听到"你胖是你的错"这样的话，好像光凭意念就能减掉多余的体重一样。从某种意义上说，肥胖已经变成了懦弱性格的主要证据，并由此带来了偏见和羞辱。肥胖儿童普遍会受到同龄人的嘲弄、辱骂和欺负，有时甚至会造成悲剧。[2]成年人则面对无尽的侮辱，从工作上的歧视到电视里麻木的人物形象。无怪乎高BMI有时伴随有严重的心理困扰，其中包括焦虑、沮丧和社交孤立。[3]

"一卡路里等于一卡路里"的观点，还促进了一些怪异产品的开发，如低脂糖果、饼干和沙拉酱。这些东西所含的糖分，往往高于正常的全脂产品。我们真能相信对正在节食的人而言，同为零食，一杯 100 卡路里的可乐，比一把 200 卡路里的坚果更好？

新的研究揭示了这种观点的缺陷。最新的研究表明，精加工的碳水化合物，不能仅从卡路里含量来看其对新陈代谢和体重产生的不利影响。相反，坚果、橄榄油和黑巧克力这些高热量的食物，倒有预防肥胖、糖尿病和心脏病的功效。事实上，肥胖症的流行无关乎意志力或懦弱的性格。一直以来，我们努力遵守的饮食规则居然是错的！

《美国医学会杂志》（JAMA）发表了一项我和同事的最新研究[4]，我们调查了 21 位高 BMI 的青年人，他们通过低脂或低碳水化合物的饮食已经减掉了 10%～15% 的体重。尽管他们每餐所摄入的热量总量相同，但采用低碳水化合物饮食的人，比采用低脂饮食的人每天能多燃烧 325 卡路里，相当于 1 小时中度运动所消耗的热量。由此可见，我们摄入的热量类型会影响我们燃烧的热量数量。

在过去的几年里，我们正走向一个转折点。不少著名科学家纷纷认同不同食物卡路里并不完全一样的观点，这在过去是无法想象的。就连几十年来计算卡路里的主要倡导者 Weight Watchers 公司现在都把水果定为"零分"食物[5]，也就是说，如果你有这本事，你可以吃掉 4.54 千克包含了你每日所需热量的西瓜，却不用纳入热量计算，这简直就是在公然挑衅计算卡路里的减肥方法。热量平衡的整个概念似乎正摇摇欲坠！

是时候采用新的方法了，但我们该走哪条路呢？

关注脂肪细胞

就像食物不仅仅是生存所需的热量和营养一样，脂肪细胞也不仅仅被动地储存多余热量。只有当外部信号发出指令，脂肪细胞才会吸收或释放热量，而主要的控制器就是胰岛素。胰岛素水平过高会导致体重增加，过低则导致体重减轻。如果我们将肥胖看作是脂肪细胞的失调，那么一个完全不同的观点就产生了：

不是过量饮食使我们变胖，而是变胖的过程让我们饮食过量。

换句话说，饥饿和过量饮食都是潜在问题的结果。[6]虽然这样的观点听上去很激进，但我们可以认真思考一下怀孕时的情况。胎儿不是因为母亲吃得多而长大，相反母亲吃得多是因为胎儿在长大。怀孕期间，这种情况是正常并且健康的。而肥胖，就不是这样了。

这是为什么？又是怎样发生的呢？对许多人来说，是某种东西引发了脂肪细胞从血液中吸收和储存过多的热量。结果，供给身体所需的热量就减少了。接收到这个信号，大脑就启动了饥饿反应，包括采取增加热量摄入（饥饿）和保存体力（较慢的新陈代谢）等措施。多吃能解决"热量危机"，但同时也加速了体重的增加。减少热量摄入暂时减缓了体重增加，但是不可避免地增加了饥饿感，使新陈代谢更加缓慢。

导致这个问题的一个显而易见的根源，就是精加工的碳水化合物——面包、早餐麦片、饼干、薯条、蛋糕、曲奇、糖果和含糖饮料，在倡导低脂饮食的时代它们充斥了我们的一日三餐。以精制谷物、土豆制品或者浓缩糖为主要成分的食物，会被快速消化，导致胰岛素水平过高，并触发脂肪细胞囤积热量。但是精制碳水化合物并不是导致肥胖唯一的根源。精加工饮食的其他方面，再加上现代生活方式的因素，包括压力、睡眠缺乏、久坐等，都迫使脂肪细胞过度储存热量。

幸运的是，这些负面影响是可逆的。

夺回控制权

传统的热量平衡方法，因为关注了错误的目标而失败。肥胖的根本问题，不是身体摄入了过多的热量，而是在血液循环中可即时满足需求的热量不够。精加工的碳水化合物过度刺激脂肪细胞，使其进入亢奋模式。脂肪细胞变得贪婪，消耗比正常所需更多的热量。当脂肪细胞大快朵颐的时候，身体的其他部分就会挨饿。就像任性的孩子遇上纵容的父母，这些细胞操纵一切，对我们的新陈代谢造成严重破坏。在这种情况下，我们就无能为力了。

当然，我们可以暂时减少热量摄入。但是持续限制身体获得热量，只会让情况变得更糟。用不了多久，我们的身体就会反抗。所以与其说这是意志力的问题，不如说这是生理和时间的问题。最终，我们会屈服，并且吃得更多，还往往会选择不恰当的食物，陷入体重增加的恶性循环。

传统的限制热量的饮食方法，旨在迫使脂肪细胞将热量释放出来，从而达到减肥的目的。但是在这场斗争中，脂肪占有优势。在这些细胞变瘦之前，我们的身体必然经受折磨。我们的理智会说"少吃点"，但是我们的新陈代谢会说"不！"在这场较量中，理智基本不会赢。

正确的解决方法是与脂肪细胞停火休战，帮助它们冷静下来，说服它们与身体其他部分合作。要做到这点需要改变的是我们吃什么，而不是吃多少。基本策略是：

1. 饿了就吃，吃到饱了再停，以此来关闭饥饿反应。

2. 用降低胰岛素水平和消除炎症（和胰岛素并列的捣乱者）的饮食来抑制脂肪细胞，引导热量到达身体其他部位。

3. 遵循简单的生活方式，积极运动、好好睡觉、舒缓压力从而改善新陈代谢，并一直坚持下去。

把这项计划当成是对你的脂肪细胞进行的服从训练。在本书的第二部分，我会分步骤进行讲解。

越吃越瘦

许多人将"节食"和痛苦联系在一起，这不是没有原因的。大多数节食计划，需要当下做出极大的牺牲（限制饮食、忍受饥饿），来换取遥远未来那一点点看不见的好处（变瘦、不得糖尿病）。这样节食注定会失败。可能我们怀着最好的意愿开始节食，但如果付出得不到回报，很快我们就会屈服于对食物的渴望。这是人性使然。

第二部分"总觉得饿"的解决方案，旨在让新陈代谢站在你这边，让你通过最少的付出，换得最大的益处。在饮食能够支持身体的新陈代谢时，它带来的益处是立竿见影的。甚至体重还没有减掉时，你就已经感觉不那么饿了，对食物的渴望也减弱了，饱足感的持续时间更长，体力更好，情绪也更稳定，就好像自行车的变速器终于调对了一样。突然之间，脚蹬得省力了，速度却快多了。如此，体重在减轻，生活乐趣却在增加。

你可能会怀疑怎么会有人享受减肥餐。不就是因为我们追求大快朵颐的快感，无法拒绝美食，才造成这些问题吗？那如果过量饮食不那么令人快乐，我们又为什么会这么做呢？

不用说，为了一点快感当下什么都做，却付出了以后长期痛苦的代价。这就是上瘾的特性。对许多人而言，吃东西就是在饿得发慌和撑得难受之间来回摇摆。在这趟过山车上，精加工食物也许能给我们几分钟的快感，但是很快又会因其对我们身心健康产生的负面影响，让我们急坠而下。幸运的是，和许多典型的成瘾不同，我们可以很快摆脱这个恶性循环，提升整体的愉悦感，即使在我们减肥的时候也可以。当我们饱餐了美味的食物之后，就没有空间留给其他东西了。

快速减重 VS 持续减重

现在流行的减肥食谱，通常会承诺能让参与者的体重极度下降。而绝大多数这样的减肥食谱，却根本达不到人们的期望。就算达到了期望，如果你整日饥肠辘辘、疲惫不堪，还要挣扎着不让体重反弹，那么在 10 天内减掉 6 千克体重又有什么意思？这样的节食还会让人付出巨大的心理代价。从某种意义上讲，我们中有很多人疏远了自己的身体，对于身体发出的反映内部状态的重要反馈信号，也学会了忽视。限制热量的饮食，就要求你忽视这样的一个信号——饥饿感。它们会给你提供一大堆的行为技巧——大量喝水、给朋友打电话、去散步——只要能转移你的注意力就行。或者将食物盛在一个小盘子上，让你相信你吃下去的，已经远远超过你实际吃的量。问题就在于，这种方法只会让你的身心越来越疏离。

现实是，我们把对身体的控制权交给了所谓的"专家"。但是不论哪位饮食书作者，也不可能知道什么水平的热量摄入适合哪个人。人们的需求因年龄、体型、运动量和新陈代谢状况而各有不同。还有一些人，可能由于基因的原因，根本不能承受迅速的减重。

"总觉得饿"的解决方案则是从内到外起作用，通过创造内部条件，让减重自然发生。按照饮食计划，饿了就吃到饱，但不要过饱。这样的话，你的身体会找到适合你的减肥速度——有些人可能每周减 1 千克，或者更多；而另一些人，可能每周只能减 0.5 千克。但是没有了对食物的限制或者饥饿感，减重会逐步持续下去。

我和我的团队对"总觉得饿"的解决方案进行了为期 16 周的试点测试，共有 237 人参加，有男有女，其中包括 137 名波士顿儿童医院的员工，还有 100 名看到刊登在一本全国性健康杂志上的招募通知后报名参加的志愿者。在我们得到的反馈中，除了参与者体重减轻之外，他们还一致报告了其他一些能让我们预见到长期成效的健康益处，包括：

- 饥饿感减轻

- 饭后的饱足感持续时间更长

- 极大的食物满足感

- 精力增强

- 情绪更稳定

- 整体幸福感提升

- 与肥胖相关的并发症减少

你将会在本书的各个部分，特别是第二部分中看到参与者的体验反馈。

行动起来，做好准备

坦白说，我们的饮食方法和其他所有的饮食方法一样，都没有被完全证实。试点测试并没有引入对照组，我们也没有把它当成科学研究。我们不能确定这些结果是否适用于一般公众。但是这本书中所提到的思路，是一个世纪以来质疑热量平衡模式研究的结果，并对我们为什么会增重以及我们该怎么减重的问题提出了一个本质上截然不同的理解方式。[7]我在参考资料中列举了来自许多研究团队的数百项支持性研究，有兴趣的读者可以去查阅。

"总觉得饿"的核心概念是：虽然减少热量摄入会在短时间内减重，但是身体会通过增加饥饿感和减缓新陈代谢做出反抗。我们迟早会屈服，体重也会反弹，就像一个充满气的气球被强压进水桶里一样。相反，改善饮食**质量**，会让我们的脂肪细胞重新编码，通过储存更少的热量从而降低"体重设定值"。结果是体重自然减轻了，就像水桶里的水被抽走一部分后，气球浮在桶里的位置自然也就降低了。

这本书集合了我 20 年来做内科医生和哈佛医学院研究员的经验。20 年间，我主持了几十项饮食研究，完成了百余篇同行评议的科研论文，诊治了数千名与体重奋战的病人。我深信这种方法的力量，相信它可以帮助超重者减肥，预防 II 型糖尿病和其他慢性疾病，把身体变好，并提升整体生活质量——而这一切都无须经历常规节食所带来的挣扎。

你所看到的本项目参与者的故事都是真实的，是他们真实经历的写照。试点测试的参与者无偿与我们分享了他们的故事。

现在请你忘记热量，专注于食物的质量，自己判断"总觉得饿"这项计划是否适合你。

我的"总觉得饿"的故事

我最近见到了生母，也和包括同母异父手足在内的兄弟姐妹见了一面。他们全都超重——其中一个同母异父的弟弟，才38岁，却重达272千克！虽在意料之外，却也在情理之中。一直以来，我都要比别人更努力才能减重，现在我知道原因了。

过去，我尝试过许多饮食计划，可总是觉得饿，不停想找东西吃。这项计划中的全脂食物听起来很吓人！20年来，我们听到的都是"你要吃低脂的这个，低脂的那个。"我以为我会在头10天里又长9千克。结果，每样食物都好吃，都让人心满意足，两餐之间我也不那么饿了，而同时我的体重却在下降——这太让我吃惊。这与我之前学到的减肥知识完全矛盾，我自己就是护士呢。

当你习惯了不吃精制碳水化合物之后，浆果之类的食物吃起来就**特别**地甜。现在我很喜欢吃水果。吃饼干，会觉得太甜了也不好吃。我很庆幸这不是那种让人颇感压力、千篇一律的计划。

我的脸形和身形变化得特别快。我觉得头脑更清醒了，精力更充沛了。可能是因为变瘦了，整个人感觉更好了。我以前也瘦过，但从没觉得这么精力充沛过。我对自己更宽容了，人也更放松了。这项计划对我来说就是一份礼物。这是我的"终身计划"。

——丽萨·K., 52岁，马萨诸塞州戴德姆

体重减轻：8.6千克；腰围缩小：15.2厘米

第二章

问 题

要想减肥，只要少吃多动。

在教科书上，就是摄入的热量 − 消耗的热量 = 储存的热量

一个多世纪以来，专家们都虔诚地信奉这个理念。

每天都有上百万美国人默想着卡路里，祈望能减肥。

不幸的是，对我们大多数人来说，持续减肥不过是个遥不可及的愿望罢了。

营养学好像被困在黑暗时代停滞不前了。虽然我们在过去几十年里取得了很多进步，但在实践中，这种状况还是几乎没有改变。我们发现了激素对体重的显著影响。我们发展了关于饮食行为的复杂的心理学理论。我们可以用机器准确地测量摄入的热量和消耗的热量。然而我们还是很难解释肥

胖症流行的原因，还是得承受着和饮食相关的疾病所带来的巨大痛苦。

或许原因就在于我们的基因，在资源匮乏的时代进化了。

或许就归咎于现代的生活环境，好吃的东西太多了。

又或许是我们自己不够自律，缺乏意志力。

由于这种不确定性，一系列让人眼花缭乱的减肥饮食方法应运而生：低脂、低碳水化合物、高蛋白、无糖、不含麸质、原始人饮食法……每种方法都受到其追随者近乎宗教般狂热的追捧。

不幸的是，研究环节的薄弱往往会造成混乱。与涉及药物的现代临床试验不同，饮食研究通常只涉及几十名、偶尔几百名的参与者，追踪时间为一年，甚至更短。此外，这些研究通常还有一个共性，就是依靠低效的心理咨询方法，大多数参与者反馈只有极少的长久饮食改变。可想而知，这样得出的研究结果彼此矛盾，令人气馁。因为没有一种饮食方法长期见效，于是许多专家坚持认为热量平衡仍是营养学的终极真理。

"所有的热量都是一样的。"

"食物没有不好的。"

"只要少吃多动。"

根据美国农业部的 Choose MyPlate 网站，"达到健康体重的过程，就是追求平衡的过程。秘诀就是学会如何平衡'获得的能量'和'消耗的能量'……"这还真是个秘诀啊！现实生活中，没人可以准确地"实践"热量平衡，就连营养学专家也做不到。不借助复杂的技术，根本不可能估算出我们每天摄入和消耗的热量相抵后是否控制在350卡路里以内。这350卡路里，有可能决定着你是能保持苗条的身材，还是会在几年内患上病态肥胖症。[2]就此而言，如果计算热量摄入是控制体重的关键所在，那么人类在卡路里的概念出现之前是如何做到避免体重的巨大波动的？

我的"总觉得饿"的故事

我试着告诉自己体重只是一个数字，不能改变我这个人，但是，天哪，它天天都在影响着我。体重增加了？我又失败了。体重下降了？耶！我瘦了。反弹了？糟糕，我又搞砸了。如此循环往复。体重让我感到沮丧、气馁、羞耻、心力交瘁。我还花钱买过很多杂志、书、课程，它们都承诺我会减肥成功，但是从来都没有实现过。

——伊冯·N.，63岁，明尼苏达州圣保罗市

体重减轻：5.6千克；腰围缩小：1.3厘米

持续了40年的低脂饮食误区

"不想长脂肪，就不要吃脂肪"，这句话听起来似乎很有道理。每克脂肪含热量9卡路里（一汤匙脂肪大约含120卡路里），而每克碳水化合物或者蛋白质所含热量只有4卡路里。

因此，在 20 世纪 70 年代，知名营养学专家们开始推荐大家采用低脂饮食。专家们认为，摄入的脂肪少，自然而然就减少了卡路里的摄入，这样就能预防肥胖了。

由此，史上最大型的公众健康实验拉开了序幕。在接下来的几十年里，美国政府耗资数百万美元发起了饮食运动，说服美国人减少脂肪的摄入。首版《食物金字塔指南》（见第 7 页的图表）的诞生使这项运动达到了顶峰。出版于 1992 年的这份指南，建议人们少吃各种类型的脂肪，尽可能多吃谷物制品——多达一天 11 份！食品行业积极响应了这项运动的号召。他们发现可以用更便宜的精制碳水化合物代替常规食品中的脂肪，并美其名曰健康食品，从而卖出更高的价格。自此，食品货架就被各种包装食品填得满满当当的，例如零脂肪饼干、低脂沙拉酱、低脂花生酱，还有其他的类别，数不胜数。与此同时，像坚果、橄榄油、牛油果和奶酪这样的高脂肪天然食品的名声就不太好了。如今，一般乳品区大概会有 50 种低脂和脱脂的酸奶（几乎所有都加了许多糖），但很难找到原味全脂乳制品。直到最近，糖还被追捧为饮食中脂肪的替代品[3]，含糖饮料也被当成零脂肪食品来售卖。

不幸的是，这次试验并没有成功。在 20 世纪 60 年代，美国人摄入的热量中的 40% 是脂肪。如今，脂肪摄入量达到了政府建议的 30% 上限，但是正如图 2-1 所示的那样，肥胖率仍一路猛涨。这样相反的趋势可能并不是巧合。[4]

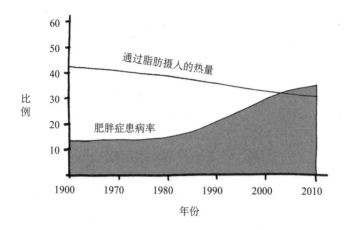

图 2-1　脂肪摄入与肥胖症患病率的反向趋势图

我的"总觉得饿"的故事

我认为，大多数人的概念都是脂肪吃得越少越好。最近，在食品杂货店，我看到加糖脱脂酸奶的卡路里含量居然比原味全脂酸奶还高。这含糖量得有多高呀？这个发现让我大吃一惊。我觉得我们还没有领悟这样的事实：脂肪对我们保持更长时间的饱腹感有很大的好处。

——埃里克·F., 42 岁，马萨诸塞州尼德姆市

体重减轻：7.7 千克；腰围缩小：7.6 厘米

20 世纪 90 年代，随着人们对低脂饮食的热情逐渐升温，美国政府发起了世界上最大的临床饮食试验，作为妇女健康倡议（WHI）的一部分。[5] 饮食试验总计花费 7 亿美元，WHI

随机指定全美大约 5 万名绝经女性加入低脂组或对照组，进行长达 8 年的试验。然而，该项研究有一个本质上的缺陷，就是在设计上明显偏向于低脂饮食。低脂组的参与者在营养和生活方式方面都获得了支持。她们的饮食中不仅仅减少了脂肪，还增加了蔬菜、水果、谷物和纤维素。而且光是第一年，就举办了 18 次团体咨询和 1 次一对一的咨询。之后每季度有一次后续咨询。如果参与者愿意，还可以选择参加每月一次的同组讨论会。与此形成鲜明对比的是，对照组的参与者只得到了书面的学习材料。鉴于两组所受的关注度差距如此之大，你肯定认为低脂组的减肥效果会比对照组好得多。然而，结果并非如此。

根据临床研究中公认的霍桑效应（Hawthorn Effect），[6]当人们意识到自己正在被观察的时候，他们通常会短暂地改变行为。在饮食研究中，无论接受什么样的营养建议，参与者通常在受到研究者关注的时候都会减重。一旦关注度降低，研究的新鲜感逐渐消失，体重又会反弹。

2006 年，WHI 公布了试验主要结果，引起了媒体的热议。相较于对照组，低脂组的参与者在最大差距的时期也只多减了 2.2 千克。而到试验结束时，这个差距更是减小到了 0.5 千克。[7]此外癌症、糖尿病或心脏疾病的发病率也没有降低。[8]从任何角度来看，低脂饮食都是彻底的失败。

之后又进行了多次规模较小但设计更合理的研究，所有参与者都得到了相同程度的待遇。这样，不同饮食方法的效果可以直接进行公平而有意义的比较了。关于这些研究的系统评价（又称元分析）被公之于众，研究结果令人警醒。低脂饮食的减肥效果还不如高脂饮食，后者包括地中海饮食和低碳水化合物饮食[9]——40年来最广受推崇的减少热量摄入的方法很可能弊大于利。

我的"总觉得饿"的故事

我觉得我需要一点时间来弄明白高脂饮食的概念。太久以来，我接收到的都是这样的减肥方法：要想减肥就必须减少饮食中的脂肪摄入。但这对我从来都没用，至少没有长期的效果。我有点不相信摄入脂肪可以帮助我减肥。长久以来我一直都觉得会不利于减肥的食物，现在让我吃，我觉得我心里的负罪感需要一段时间才能消除。

——唐娜·A., 51岁, 华盛顿州细拉镇

体重减轻：10千克；腰围缩小：12.7厘米

体育运动过少？

也许问题不是摄入的热量太多，而是消耗的热量不够。一个世纪以前，大多数人在工作中、旅途中和娱乐中就得到了规律的体育运动。如今，我们许多人上班时久坐在办公桌前，出门时则以车代步，休息时大部分时间都盯着屏幕。也许运动就是解决问题的答案？

数百项研究都在探寻这个问题的答案，动用了几乎一切能想到的方法来增加运动量：有氧训练、阻力训练或有氧阻力训练；在学校或在公司；高强度或低强度；一天分几次或在专门的时间；配合各种饮食方法。这些研究的参与者从儿童到老人有数千人之多，综合起来看，结果就清晰可见了。有的人减了几千克，而有的则增重了几千克，但大多数人的体重根本没有发生实际的变化。[10]

为什么运动不能有效帮助减肥呢？简单的解释就是运动会让我们更饥饿，因此我们会吃更多食物来"补偿"。[11] 举个例子，晚餐前快步走会刺激食欲，增强享用食物的乐趣。不幸的是，对于减肥的人来说，热量进入体内比让它离开容易得多。慢跑30分钟可能会燃烧200卡路里，但1分钟后，喝一瓶运动饮料就等于白跑了。

我的"总觉得饿"的故事

我一直以来都尝试运动减肥。但我会这样告诉自己，"今天早上我已经跑了6.4千米了，所以我可以吃这个或那个。"然后跑步所付出的努力都被我乱吃的东西抵消了。

——埃里克·D., 44岁，马里兰州卡顿斯维尔市

体重减轻：9.5千克；腰围缩小：7.6厘米

我们可能会通过降低其他时段的身体活跃度来补偿。[12] 在一项巧妙设计的研究中[13]，37名患有肥胖症的青少年在三

个不同的早晨参加不同程度的运动：高强度、低强度或休息。不出所料，运动比休息要消耗更多的热量。但是在高强度的运动过后，热量消耗在下午骤然下降。结果是，无论孩子们多么拼命地运动，全天消耗的总热量保持不变。在某段时间内我们身体越活跃，之后就会越不活跃。

那预防怎么样呢？观察研究表明，苗条的人比肥胖的人更好动。如果体育运动不能帮助肥胖者大幅度减肥，那么每天的勤奋锻炼至少能让体重不再增加吧？答案又一次出乎我们的意料。在最近的两项研究中，总计有5 000名欧洲儿童接受了测试，研究采用了复杂的统计算法来理顺因果关系。[14] 两项研究共同显示，久坐不动的习惯可能不像我们想的那样会导致脂肪的增加。反而是增加脂肪的过程可能会让人变得不想活动。

这并不是赞同久坐不动的生活方式。体育运动有许多好处（我们将在本书第二部分中讨论）。但是没有达到马拉松的强度，要减肥是不太可能的。

我的"总觉得饿"的故事

去年，我参加了一个减肥计划，要求我每周5天去健身房并减少饮食。我减掉了4.5千克。但是一旦我不去健身房，吃饭回归正常，我的身体就来了个180度大转变——最终我增加了11.4千克。

——克莉丝汀·Z., 24岁，马萨诸塞州伍斯特市

体重减轻：9千克；腰围缩小：无数据

先天因素？

有的人可以随时想吃就吃，而且不会长胖一点点。还有的人可能就是路过个面包店就长胖了。如果你是第二种人，可能会觉得生活有点不公平。

当然，许多身体特征，包括体重，会因我们从父母身上遗传的基因不同而有天壤之别。最近的研究表明，几十个基因会在某种程度上影响体重[15]，大多数的基因只会有一点点影响。但是，把它们加起来就会对体重的增加有着显著的影响。

某些特定基因的突变会引起严重的肥胖，这非常罕见，病通常是在幼年时期。有这样一个基因会产生瘦素，这是一种重要的脂肪细胞激素，发现于20世纪90年代。当身体储藏了足够的脂肪时，瘦素就会把这个信息传递给大脑和身体其他器官。而缺少瘦素的人，无论多胖，都会一直处于饥饿状态，好像永远都吃不饱似的。如果是这一基因导致的肥胖，用瘦素进行治疗就会有奇效。饥饿感几乎马上减弱了，新陈代谢改善了，毫不费力地就减轻了体重，有时候可前后减掉几十千克。[16]

可惜的是，这是药物治疗肥胖有奇效的唯一情况，只对全世界寥寥几十个有先天性瘦素缺陷的人有效。瘦素治疗对其他原因引起的肥胖效果甚微。其他所有药物对减肥的作用不止有限，并且可能伴有严重的副作用。所幸，对大多数人来说，遗传不是问题。

无论如何，基因不能解释肥胖症的流行。自第二次世界大战结束以来，发达国家的国民大多数都可以得到充足的粮食，但是美国直到 20 世纪 70 年代，欧洲直到 20 世纪 80 年代，日本直到 20 世纪 90 年代，肥胖症的流行程度才开始呈现显著的上升趋势。肥胖症的流行发展得太快了，这不能归咎于基因改变。虽然基因没有发生巨大的改变，但是环境变了。*

太多美食的诱惑？

一些著名的公共健康专家和科学作者，形象地描述了食品行业是如何巧妙地运用糖、脂肪、盐三大元素，让现代精加工食品变得让人无法抗拒的。[17] 按照这种论点，这些极度美味的食物，会过度刺激大脑的快感回路，导致无法自制的饮食行为。还记得乐事薯片的广告语"包你一口接一口"吗？

我们将在第三章深入讨论，精加工食品是肥胖症流行的主要嫌疑犯。但有什么证据显示美食太多是症结所在呢？为了防止暴饮暴食，我们就只能克制自己，只吃些烤鸡胸肉和清蒸花椰菜之类清淡的"减肥"食物吗？如果是这样的话，

---

* 并没有一种简单的方法，可以判断肥胖在多大比例上出于基因原因，多大比例是由环境导致。即使有这种方法，它也一定会随着人口和时间不断变化结论。对于一个大部分人都吃得健康的社会，则少许的肥胖案例将主要和基因有关。但一个很多人都吃得不好的社会，情况相反（而美国更接近这种情况）。

为什么在法国、意大利和日本这些美食天堂，肥胖率比美国和许多其他国家还要低很多呢？

虽然我们通常不会意识到，味道（或者用专业术语：风味）不是食物的固有特性。没错，婴儿天生就喜欢甜味多过苦味，他们出于本能地喜欢母乳并且拒绝有毒物质。然而，随着与外界接触的日益频繁，孩子们长大后就不再拥有这项本能了，他们学会了品尝越来越多的味道，比如咸、酸、辣、苦。如果没有这种正常的发育过程，在世代繁衍之前，人类在断奶后就饿死了。

食物的风味因人而异，在各种文化和时代中也大有不同。有的人喜欢动物肝脏，而有的人讨厌它。蓝纹奶酪、生蚝、椰子、芽甘蓝、番茄酱和香菜也是这样。黄豆的陈年发酵制品纳豆，质地黏滑、气味浓烈，闻起来有氨气的味道，深受许多日本人的青睐。但在日本，部分餐厅拒绝给西方人提供这道美味佳肴，因为知道他们会接受不了。而有的亚洲人和非洲人习惯了他们的传统饮食，所以一开始会排斥美式快餐。

过了婴儿期，毫不夸张地说，我们对大多数食物的喜好都是"后天培养的"，主要由我们的生物反应决定。还记得你第一次尝试的黑咖啡或者偷偷抿的那一口啤酒吗？它们可能味道不怎么样。但不断地尝试之后，身体开始将这些味道和咖啡因与酒精带来的快感联系在一起。这就是为什么许多成年人早上会品尝一杯咖啡，晚上会喝杯啤酒。至于蛋糕、饼干、薯片和其他精制碳水化合物，快速摄入大量糖分会使身体产生愉悦的生理反应。当然相反的作用也成立，如果你吃了最喜欢的食物，假设是草莓奶酪蛋糕，然后食物中毒了，你会因此在一段时间内看到类似的食物就觉得恶心。

对于食物风味的感知，会因身体的内在状态不同而迅速发生改变。假设为了留着肚子吃感恩节大餐，你早餐和午餐都没吃，那么第一口黄油馅料吃起来会是什么感觉？而在吃了火鸡和配菜，喝了很多酒并且吃了太多甜点之后，再来点馅料你又会是什么感觉？

在关于人类饮食的长期研究中，风味或者味道的作用很难与饮食的其他方面做出区分，但是动物实验给我们提供了很多信息。和人类一样，啮齿动物特别喜欢甜味，特别是液体的。它们讨厌并且通常会避免苦味的食物。让老鼠自由摄入糖水或其他液态碳水化合物，它们就会如我们预料的那样吃得过多而变胖。然而，当碳水化合物溶液中加入非常苦的化学物质时，老鼠也会变胖到同样程度，显然它们克服了对苦味的本能厌恶。对食物的生物反应控制了（很大程度上决定了）对风味的感知。[18]

暂且不考虑价格的因素，在一家高级意大利餐厅享用晚餐，对许多人来说美味程度至少不会输于一顿麦当劳。然而相比快餐饮食方式，地中海饮食方式始终与体重较轻联系在一起。[19] 所以要说美国是因为拥有世界上最美味的饮食而导致肥胖率高居世界首位，这简直令人难以置信。

我的"总觉得饿"的故事

有一天，我去了一家快餐店，因为我的一个朋友想在那儿吃饭。可最终我还是把大部分午餐都扔掉了。它和我记忆中的味道不一样了，一点也不好吃。我感觉棒极了——我并没有因为浪费食物而内疚，反而觉得轻松多了，因为我没逼迫自己吃完并不喜欢的食物。

——卡林·M., 42 岁，科罗拉多州帕克市

体重减轻：1.8 千克；腰围缩小：11.4 厘米

缺乏意志力？

被誉为西方医学之父的希波克拉底（Hippocrates）说过："肥胖的人……应该从事繁重的工作……每天只吃一顿、不洗澡、睡硬板床、赤身行走越久越好。"[20] 七宗罪将暴食与暴怒、贪婪、嫉妒、色欲、傲慢和懒惰并列。

两千多年来，西方社会将肥胖视为一种性格缺陷，或者至少是自制力差的表现。可能就是这个原因，即使其他针对身体特征或身体状况方面的偏见已不被当今社会所认同了，但人们还是会因为肥胖而受到虐待、歧视和侮辱。

我的"总觉得饿"的故事

体重对我的生活产生了方方面面的影响。我曾经因为觉

得自己太胖了，甚至连和家人一起过感恩节都很尴尬。2014年我没有任何的演讲活动，因为我对自己的体重感到不安。在我眼里这个世界上的其他人都比我瘦，不知怎的，我的才智和见解变得不那么受欢迎了，因为我连自己的体重都不能控制，又怎么能帮助人们改变他们的生活呢？这个问题一直困扰着我。因为胖所以总觉得自己太显眼，这让我没法去做自己喜欢做的事。我希望能转移自己的注意力，不再窝在沙发里，而是走出家门，重新享受生活，不再听到内心深处那个邪恶的声音因为胖而指责我。

——金姆·S.，47岁，犹他州南乔丹市

体重减轻：11.4千克；腰围缩小：9厘米

针对这个问题所做的相关研究并不多，在其中一项研究中，研究人员就社会对肥胖者的成见是否有现实依据展开了调查。通过全国抽样调查，研究人员比较了在美国生活的3 176名成年人的体重和他们的性格特点，没有发现体重与责任心、亲和力、情绪稳定及外向性格有任何关系，反而是年龄、性别等人口因素和这些性格特点密切相关。[21] 其他研究也同样表明了一个人的体重与他/她的内在品质无关。

事实上，减肥对所有人来说都是困难的，无论起始体重是多少。一个身高177厘米、体重77千克的人（标准体重范围内）和一个相同身高、体重再多45千克的人，要减掉9千克的难度不相上下。

我的"总觉得饿"的故事

作为男人,你被要求遇到任何事都应该泰然处之,欣然接受。无论你吃起东西来是像迈克尔·菲尔普斯(Micheal Phelps)或是已故的克里斯·法利(Chris Farley),你都应该笑着面对,而不应该看上去很在意。女人可以轻松地谈论食物,而男人就得偷偷摸摸地,对于减肥这件事对外的态度一定得是不屑的、一笑置之的。努力减肥的挣扎可别让人看出来。

——詹森·F., 41岁,马萨诸塞州波士顿市

体重减轻:5千克;腰围缩小:14厘米

我们已经分别讨论了体育运动、基因、美食和意志力对体重的影响。虽然它们都有些许影响,但我们似乎是忽略了一个重要的因素。我们花了几十年的时间计算卡路里、吃无脂食物、在健身房挥汗如雨、考验我们的意志力,可看看这些都给我们带来了什么?我们举国崇尚节食,而节食并不起作用。目前大多数对抗肥胖的方法注定难逃失败的厄运,这才是个大问题,而这个大问题正在变得越来越糟糕。

肥胖引发疾病,危险正在靠近

媒体上经常会出现关于肥胖的故事,但众目睽睽之下,肥胖流行之迅速却鲜有人关注。50年前,13%的美国成年人

BMI 指数达到肥胖标准。[22] 如今，这个数字已变成了 35%。另有 34% 属于超重，剩下不到⅓的成年人体重尚在正常范围内。[23] 虽然低收入群体和某些种族人群中肥胖的现象最为严重，但肥胖的流行是不分社会阶层、不分地域的。

近期的全国性调查显示，自 20 世纪 70 年代以来每年递增的肥胖率现在可能正趋向平稳，这给我们带来了一线希望。然而，即使肥胖率没有进一步的增加，但由于肥胖症流行后续阶段的相继到来（图 2-2），未来几十年肥胖人数仍将持续攀升。[24] 肥胖率在 20 世纪末期（阶段 1）呈快速增长态势。不过肥胖者可能几年后（在阶段 2）才会出现像糖尿病或脂肪肝这样的并发症，再过好多年（在阶段 3），这些并发症才会引起致命的心肌梗死、中风、肝硬化或者肾衰竭。

令人震惊的是，几乎每两个美国成年人中就有一人患有糖尿病或糖尿病前期[25]，每三个美国成年人中就有一人患有

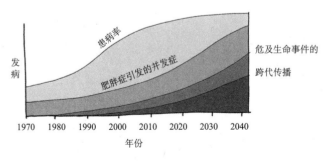

图 2-2　肥胖症流行的四个阶段

脂肪肝[26]，这证明了到目前为止，肥胖流行病发展得有多么迅速。到了中年，很多人吃多种特效药来降血压、胆固醇和血糖，试图延缓心脏病和中风的发生。当流行性肥胖的第一代患者到了老年，像阿尔茨海默病（即老年痴呆症）这样的神经退行性疾病的发病率将急剧上升，给家庭和医疗系统带来更沉重的负担。

在阶段4，肥胖流行代代相传的现象加速发生。儿童时期体重过重会从几个方面导致日后的肥胖，如图2-3所示。而女性肥胖增加了孩子肥胖的风险，不仅因为共享的基因和环境的改变，更是因为"胎儿编程"的改变。

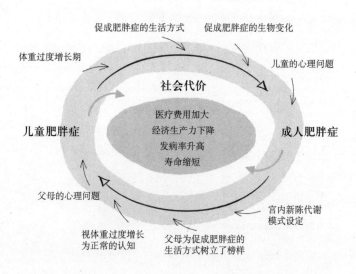

图2-3　经授权改编自《美国医学会杂志》[27]肥胖代代相传加速发生

事实上，体重超标影响着身体的每一个器官系统，包括子宫。如果女性在妊娠期肥胖，胎儿就有可能在发育的关键时期处于异常的宫内环境中——包括高血糖、激素水平变化和炎症等，这可能导致胎儿新陈代谢发生永久性改变。

为了检验胎儿期的影响，研究人员将同品种的雌鼠分成两组：一组体型瘦小，采用标准饮食，另一组用特殊饮食喂胖。然后让两组老鼠分别进行交配。虽然两组老鼠的后代都有相同的基因组成，并且吃的都一样，可是胖老鼠的后代比瘦老鼠的后代体型更胖，血糖更高。[28] 由于现实和道德原因，这样的试验几乎不可能在人类身上进行，但是小心控制的观察研究证实了在人类身上也有相同的现象存在。

几年前，我和普林斯顿大学和阿肯色大学的同事合作，研究妊娠期间母亲的体重增加和子女体重之间的关系，通过兄弟姐妹之间的比较来抵消不同家庭之间的基因和其他方面的差异。[29] 为了这项研究，我们进入了阿肯色州、新泽西州和宾夕法尼亚州的人口登记系统，获取了数千人的人口数据。结果清晰显示：妊娠过程中，母亲体重越重，其子女在出生时和儿童时期就有可能越胖，这可能是全球每年新增几十万肥胖症病例的原因。这些发现表明，除了基因遗传和子女倾向接受父母的生活习惯等因素之外，上一代人的超重可能增大了下一代肥胖的终生风险。

总而言之，众多因素共同导致了肥胖症代代相传的恶性循环，增加了人类的痛苦，并给未来数十年的美国经济带来了灾难性的后果。

2005 年，我和同事预测，自内战以来肥胖将首次缩短美国人的预期寿命——相当于所有癌症相加对寿命的影响——除非我们能做点什么。[30] 我们的预测还没有发生，但是让人担忧的征兆已经出现了。1961 ~ 1983 年间，在肥胖症流行之前，全美的预期寿命都保持了持续的增长，没有任何一个县出现过明显的下降。然而，在 1983 ~ 1999 年间，11 个县的男性预期寿命和 180 个县的女性预期寿命显著下降。特别值得关注的是，这些呈现相对或绝对下降的县都是肥胖症流行的重灾区，主要位于美国南部和中西部。这样的趋势在近 10 年里一直持续着。[31]

在美国，治疗肥胖相关疾病的医疗支出预计为每年 1 900 亿美元（按照 2005 年的美元购买力计算），约占医疗总支出的 20.5%，这一数字不包括因工作效率低而产生的间接支出。[32] 到 2020 年，每年用于糖尿病治疗的支出预计将达到 5 000 亿美元。[33] 最可怕的可能是近期一份布鲁金斯学会（Brookings Lnstitvtion）的报告，该报告预测如果全美 1 270 万肥胖儿童成年后仍然保持肥胖，那么增加的社会成本将有可能超过 1.1 万亿美元（人均 9.2 万美元）。[34] 这么一大笔钱可以决定医疗保险是保持稳定还是宣告破产；是扩大还是缩小医疗保险的覆盖范围；是投入还是忽略国内基础建设（包括学校、交通系统、通信网络和科研）。所有这些都直接影响了未来美国经济的国际竞争力。

如果没有肥胖症，民主党就能让人信服地增加支出，共和党可以得到一份平衡的预算，两党就有可能找到合作的方式。这样就会让任何政治立场的人都感到满意。但是随着更多的钱投入与肥胖相关疾病的治疗以及低工作效率造成的损失，能自由支配的资金就减少了，可以说肥胖加剧了美国国内政治的两极分化和瘫痪。

不过这可怕的情境不必继续发展下去。新的调查研究给我们指明了一个思考体重为何增加和治疗方法的全新方向。

我的"总觉得饿"的故事

我有两个17岁的双胞胎，他们完全不一样，同时我还是一个上班族。有时候速冻食品成了我们晚餐唯一的选择。我觉得这种状况是时候改变了。在计划开始的第一个星期，我老老实实地准备食物，但我也问过我自己："我没时间做沙拉酱。我该怎么办呢？"

随后不久我丈夫就住院接受心脏外科手术。我的压力太大了。那一个周末我有五次几乎都想放弃了。纯粹是因为固执，我对自己说："不。他会平安度过手术的，而你如果放弃，你还是不能得到你想要的健康。"他挺了下来，而我也正在努力中。

计划开始的时候，我的体重超过91千克，这是我人生体重最重的时候。过去我尝试过的大多数节食方法几乎都要求挣扎和忍饥挨饿，"我什么时候才能吃？""我想吃怎办？""为什么我那么饿？"摈弃计算热量的观念对我来说是全新的。我不相信吃鲜奶油和红肉这样的高脂肪食物会让我变瘦。我母亲也说："那么做你是永远不可能变瘦的。"

计划初期是教你如何做出更好的选择。我现在考虑的是**这周**的晚餐食谱而不是**两个小时后**我要吃什么。并且我对甜食的喜爱完全改变了。过去我一次吃三块饼干，而现在一块可以分成好几次吃。我的改变也影响了我的家人。第一次做食谱上的"牧羊人馅饼"的时候，我并没有告诉他们馅饼里面的馅料是什么。孩子们开始吃了，然后我的丈夫看着我说："你不应该吃土豆泥的。"我说："我们吃的不是土豆泥。"甚至在我告诉他们馅料是用白豆和花椰菜做的之后，他们仍然吃得很香。现在"牧羊人馅饼"已经变成我们的主食了。时间拉回到两周前，我17岁的儿子对我说："我觉得我今天吃了太多的碳水化合物了。"

这项计划彻底改变了我的饮食、运动和健康理念。有史以来第一次，我真正看到了体重不再超重的可能。我是一名护士，你可能会认为这事儿我早该弄明白的！

——劳伦·S., 52岁，马萨诸塞州北安多弗市

体重减轻：12.7千克；腰围缩小：11厘米

第三章

科学

"当我们读到这样的文字，'肥胖的女人自己手上就有解药，准确来说解药就在她的牙齿之间'……暗示肥胖通常仅仅是因为饮食管理不善造成的后果……虽然从逻辑上来说，减少身体脂肪可以通过改变热量平衡来实现，减少摄入或增加消耗，或者两者兼而有之……但其实问题并没有那么简单。"

——1924 年，*JAMA* 编辑 [1]

20 世纪的大部分时间里，关于体重的一般看法是基于这样一条物理定律：能量既不能被创造，也不能被破坏。换句话说，热量摄入减去热量消耗就等于热量储存。顺着这个往下推理，到处都是诱人的美食，我们摄入的热量很容易超过我们所能消耗的热量，超出的热量就会转化为脂肪被储存起来（见图 3-1）。这种观点将身体脂肪视为惰性物质，就像是浴缸里的水。如果你的身体脂肪太多了，只需要少吃点（关

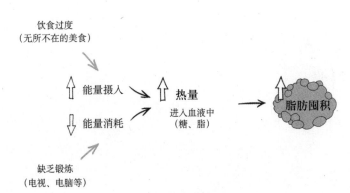

图 3-1 肥胖的热量平衡理论

小水龙头），并且多运动（打开排水）。因为做不到以上两点的人被认为是缺少这方面的知识或者缺乏自制力，所以标准的减肥治疗包含传授热量知识和提出行为控制的忠告。可问题是，这种方法在实际运用中都惨遭失败。

我的"总觉得饿"的故事

我尝试过许多减肥项目，初期都取得了成功，但是最终还是会停滞不前，然后体重基本都又长回来。我非常需要一个对我有用的减肥项目。

——贝蒂·T., 76 岁，得克萨斯州嘉伦市

体重减轻：7.7 千克；腰围缩小：7.6 厘米

1959 年，费城和纽约的研究人员首次对医学减肥项目进行了系统性评估，主要针对之前 30 年间发表的高质量研究性

论文。[2]他们得出了一个惊人的结论——这些减肥项目根本没有用。许多减肥者都中途放弃了。在那些坚持下来的人当中，大多数没减下来多少。而那些真正瘦下来的人之中，大多数在两年之内又胖回来了。研究人员强调，虽然这些结果"惨不忍睹，但(可能)比从普通内科医生那里得到的结果要好些。"

30多年后，也就是20世纪90年代初，美国国家卫生研究院召集了专家小组来评估当时的自发减肥方法。[3]他们的调查结果和第一次的评估结果惊人的相似。坚持减肥计划的参与者最多只减下了大约10%的体重。大多数在一年之内又反弹回去了，五年之后几乎所有人的体重都反弹了。不幸的是，目前的数据也没有给我们带来更多的希望。根据一项美国调查显示，每六个高BMI的美国成年人中只有一人曾减掉了至少10%的体重并保持了一年。[4]即使是这个仅代表参与者超标体重一小部分的数字，也有可能被夸大了，因为人们在自我评定中容易夸大自己的成功。而儿童的减肥结果也没好到哪里去，大多数干预措施"对肥胖症的改变收效甚微，并且极易反弹"。[5]根据这些数据，传统的肥胖治疗法好像几乎都失败了。

究其原因，这些与我们计算热量的能力或是减重者的自制力都无关，而是目前对于肥胖的原因和治疗方法的理解出了问题。正如JAMA的编辑充分说明的那样，热量平衡理论在20世纪初就不起作用了。那么在过量饮食机会不断增长的21世纪，完全没有理由认为它会奏效。

生物反应控制了体重

减少热量摄入可以暂时使体重减轻，这让我们产生了错觉，认为我们能长期有意识地控制我们的体重。然而，许多身体机能只可暂时控制，无法永久控制。例如，许多人可以在几分钟内通过加快呼吸来降低血液中二氧化碳的含量，但是没几个人能长时间这样做。

研究人员其实早在几十年前就知道传统饮食方法不能长期奏效的原因，虽然这个原因不被重视。当我们开始减少热量的摄入时，身体就会开始强有力地对抗，以防止体重减少。体重减得越多，身体反抗得就越激烈。

在20世纪80年代的一系列经典研究中，纽约洛克菲勒大学的调查人员不给志愿者提供充足的食物，让他们减掉了自身体重的10%～20%，随后在漫长的研究小组招募期间对志愿者的新陈代谢进行了研究。[6]无论参与者在研究开始的时候是超重或是标准体重，他们的代谢速率都大幅下降，下降幅度之大远远超过仅因体重改变能达到的程度。当然，不提供充足的食物会让参与者更加饥饿。

这些研究结果解释了对任何曾经节食过的人来说都十分熟悉的体验。当你摄入的热量变少时，身体就会变得更加高效，消耗的热量也变少了，与此同时，你对更多热量的需求却增强了。增强的饥饿感和减缓的新陈代谢加起来就是减肥失败的根源。热量缺乏的情况维持几周之后——这时候离我们的减肥目标还差很远——我们就会感到疲劳，想要放弃日常锻炼，然后瘫在沙发上吃上两杯冰激凌。如果我们能使出神力，坚持节食，保持运动，代谢速率就会持续下降，这样我们就需要更大幅度地减少热量的摄入来继续减肥。

我的"总觉得饿"的故事

过去 10 年我都在和自己的体重做斗争。每次减了又会胖回来。我对自己非常不满意，好像没法顺利达到健康的体重。每周我大约会走 9.6 千米，吃的都是相对健康的食物，体重却持续在增加。我总是觉得很饿。

——帕姆·A., 56 岁，伊利诺伊州弗农希尔斯

体重减轻：4 千克；腰围缩小：3 厘米

身体的体重控制系统在相反的条件下也能起作用。在仔细监督的情况下，当志愿者被迫吃很多食物来增加体重时，他们的新陈代谢就会加速，随后他们会完全失去对食物的兴趣。在被迫进食结束之后（志愿者会感到轻松），体重通常会很快下降到每个人的通常水平。[7]

事实上，无论是过少饮食还是过量饮食都很难让一个人的体重发生明显的改变。这就好像一个胖子要拼尽全力才能减掉 22.68 千克一样，一个瘦子也要拼尽全力才能增重相同体重。无论是吃不饱还是吃太撑，这些生物反应都会将我们的体重推回到起点——达到一个似乎很大程度上由我们的基因

所决定的"体重设定值"（见图3-2）。如果你从父母那里遗传了肥胖基因，相比那些没有遗传肥胖基因的人来说，你身体里维持体重的生物反应起作用的范围会更广。

想想发烧的时候，你为了降温而洗了个冷水浴后会发生什么。你的身体会进行抵抗——身体会剧烈颤抖，血管会收缩来产生和保存热量——很快你就会极其渴望一个温暖干燥的地方。因此，现在不流行冷水浴的治疗方法了。阿司匹林更有效，因为它可以降低发烧时的"身体温度设定值"，使得多余的热度更容易消散（且更舒适）。在某种意义上，肥胖的热量平衡观点就和把发烧视为热平衡出了问题一样。技术上来说它没错，但同样也不那么奏效。

但如果不是意志力，而是生物反应长期控制了体重，那

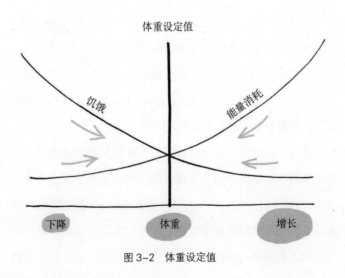

图3-2 体重设定值

为什么全世界的肥胖率增长得那么快呢？最重要的是我们能做些什么呢？答案就藏在我们的脂肪细胞里。[8]

脂肪细胞的用途

在我们这个痴迷于减肥的文化里，我们常常会贬低身体脂肪。其实身体脂肪（医学上称为"脂肪组织"）是一个非常专门的器官，对我们的健康和长寿至关重要。在它的众多功能中，脂肪包裹着像肾脏这样的重要器官，起到了保护的作用，还有助于我们抵御寒冷。身体脂肪也意味着健康，在适当的部位分布着适量的脂肪也是美丽的。不过最重要的是，脂肪是我们的燃料箱——战略性地储存了热量，让我们免受饥饿之苦。

相较于和我们体型差不多的物种，我们人类的大脑特别大，需要大量的热量支持。大脑的新陈代谢需求非常大，即使在休眠的状态下，大脑消耗的热量仍约占人体总消耗热量的 $1/3$。并且这样的热量需求是必须要满足的，如果得不到满足人会立刻丧失意识，紧接着会癫痫、昏迷和死亡。这就是问题所在，因为人类历史直到最近，我们对热量的获得才变得可预测。当猎人打不到猎物，主要粮食作物又颗粒无收，遭遇严冬，或在海上探险的时候，我们的祖先面临的是长期的饥饿。他们能生存下来的关键就在于身体脂肪。

如果我们超过好几个小时都不进食，身体就必须依赖我们储存的能量，而这些能量一般以三种形式存在：碳水化合物、蛋白质和脂肪。看过营养成分标签的人对这三种形式都不会陌生。身体在肝脏储存可用的碳水化合物，在肌肉里储存蛋白质，但是都以稀释的形式存在，周围都是水。相反，储存的脂肪却是高浓度的，因为脂肪组织含水量很少。另外，纯碳水化合物和蛋白质的热量连纯脂肪的一半都不到，所以它们是相对较弱的能量来源。因此，肝脏和肌肉比起脂肪组织所含的热量非常少（相较于脂肪的每 9.5 千克 3 500 卡，肝脏和肌肉每 9.5 千克只有不到 600 卡）。缺少身体脂肪，就算是肌肉发达的壮年男子，如果几天不进食身体也会垮掉，而精瘦的成年人如果有足够的身体脂肪就能生存好几周。

此外，脂肪细胞也不是惰性贮存库。每餐过后，脂肪细胞积极地收集多余的热量，然后在其他时间根据身体的需要慢慢地将热量释放出来。脂肪组织同样也会响应，并发出很多化学信号和神经信息，帮助调整我们的新陈代谢和免疫系统。但是如果脂肪细胞出现了功能障碍，各种严重的问题就会接踵而至。

饥饿的脂肪

我们通常认为，体重的增加是摄入过多热量后不可避免的结果，因为脂肪细胞被动吸收了过多的热量（见图 3-1 肥胖的热量平衡理论）。其实脂肪细胞在没有收到特定指令的情况下是不会轻举妄动的——当然也不会储存和释放热量，这是它们最重要的功能。

胰岛素：脂肪细胞的肥料

我们身体产生的许多物质或者饮食中含有的物质会直接影响脂肪细胞的行为，其中最重要的就是一种激素——胰岛素。众所周知，由胰腺所分泌的胰岛素可以降低血糖。如果胰岛素的生成或功能出现问题，就会导致常见的糖尿病，特别是 I 型糖尿病（以前称为"幼年型糖尿病"）和 II 型糖尿病（常见的肥胖并发症）。但是胰岛素的作用远不止控制血糖那么简单，它还能控制所有热量在身体内的输送。

开始用餐后不久，胰岛素水平就会上升，引导摄入的热量——饮食里碳水化合物中的葡萄糖、蛋白质中的氨基酸和脂肪中的游离脂肪酸——进入身体组织，或被使用，或被储存。几个小时后，胰岛素水平下降，使得储存的热量重新进入血液，供我们的大脑和身体其他部分使用。虽然其他激素和生物输入信号起到了辅助作用，但胰岛素才是无可争辩的主角。

胰岛素对热量储存的影响极大，以至于我们可以把它看作脂肪细胞的终极肥料。举个例子，老鼠被注入胰岛素之后会发生低血糖（低血糖症），它们会吃得更多，随后体重会增加。即使将它们的食物量减到与对照组相同，这些老鼠还是照样会长胖。[9] 相反，经过基因工程改造从而减少了胰岛素分泌的老鼠，拥有更健康的脂肪细胞，它们可以消耗更多的热量，还能抵制体重的增加，即使它们吃了会导致普通老鼠发胖的食物。[10]

对于人类来说，由于基因变异或其他原因，胰腺释放高胰岛素会导致体重增加。[11] I 型糖尿病患者由于吸收了过量的胰岛素，体重必然会增加，反之，如果治疗不当，胰岛素过少，那么无论吃多少，患者的体重都会减轻。此外，刺激胰腺分泌胰岛素的药物也和体重增加有关，而抑制胰岛素分泌的药物则与体重减轻有关。[12]

如果是过多的胰岛素导致脂肪细胞变大变多，那是什么导致胰腺分泌过多的胰岛素呢？答案就是碳水化合物，特别是糖分和能快速消化成为糖分的精加工的淀粉质食品。[13] 基本上，任何包装成"低脂"的食物主要都是由精制谷物、土豆制品或浓缩糖分制成的，当我们一心关注低脂饮食的时候，就会不知不觉"中招"。

脂肪细胞让我们饮食过量

这些都只是内分泌学科的入门知识，是所有医科学生第一年必学的被广泛接受的知识。但这里也存在惊人的可能性。关于肥胖流行的常见观点有其落后的一面。**过量饮食没有让我们的脂肪细胞生长；我们的脂肪细胞肯定会生长，而这才促使了我们过量饮食。**

摄入过多的精制碳水化合物会导致用餐后血糖快速上升，转而导致胰腺生成的胰岛素比生活在没有那么多精制碳水化合物的过去的人们更多。高胰岛素水平会诱发脂肪细胞储存过量的在血液中循环的葡萄糖、脂肪酸和其他高热量物质。这就像棒球场或地铁里的落地十字旋转门（见图3-3）。人们可以自由地单向通行，但是水平位置的横杆阻挡了反向的通行。胰岛素引导热量进入脂肪细胞，并阻止热量从中撤退。结果，身体在几小时内就开始缺少"燃料"，这比平常要快得多。一旦发生这种情况，大脑会记录下问题，并且以快速增强饥饿感的形式传递出准确无误的求助信号。进食能快速可靠地增加血液中的热量供给，而精制碳水化合物的见效速度最快。大脑利用这一事实，让我们对淀粉类、含糖类食物的渴望超越了其他食物。当你的血糖急剧下降的时候，你会想要吃什

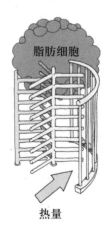

图3-3　热量"单向十字旋转门"

么？一大盘水果、一大杯全脂牛奶、一大块鸡胸肉还是一个肉桂面包卷？（这些食物的热量均相同。）

通常，我们会经不起诱惑而选择面包卷，或者如今各种触手可及的精制碳水化合物。但这仅仅是暂时解决了"热量危机"，而开启了下一个激增—激降的循环，久而久之加速了体重的增加。

我的"总觉得饿"的故事

我试过各种不同的减肥方法。在蛋糕或饼干的诱惑前，我总是忍不住开始大吃，过后又会感到难受。低热量的饮食从来不起作用，过了一段时间就会在精神上摧毁你。

——埃里克·D., 44 岁，马里兰州卡顿斯维尔市

体重减轻：9.5 千克；腰围缩小：7.6 厘米

大脑的紧急报警系统

假如我们吃的是低热量的食物，并且抵制住了过量饮食的冲动，那么血液中的可用热量就会持续下降，而导致大脑陷入恐慌——这也很好理解，毕竟即使是燃料供应的短暂中断，造成的后果也是灾难性的。接着，大脑中用于监控新陈代谢的古老部分会启动紧急报警系统：我们会感觉饿得前胸贴后背，除了食物任何其他东西都无法让我们集中精力，整个人变得越来越虚弱。同时，像肾上腺素和皮质醇这样的应

激激素会冲进血液，迅速释放储存在脂肪和肝脏中的热量。

高水平的应激激素和低水平的能量供应同时出现，代表身体所处的饥饿状态相当于禁食了若干个小时。最终，不是我们向饥饿屈服，就是若干储存的热量被迫回到血液循环中。但如果这样的情况经常发生，我们的新陈代谢就会减缓，导致我们几乎无法减肥。常见的"少吃多动"的减肥方法没有抓住体重增加的根本原因，还会产生副作用，注定对大多数人是无效的。所以，低热量饮食事实上可能会让情况变得更糟糕。

体内热量过剩，但需要的地方热量却不足

这种情况就像水肿一样，血管中的液体渗漏并在身体的其他部位（例如腿部）积聚导致肿胀。尽管身体内的水分已经过多，可水肿的人还是会干渴难耐，那是因为血液中应有的水量不足。让水肿的人少喝水就和让减肥的人少吃东西一样不起作用，因为这种做法根本就没有抓住导致问题的根本原因。胰岛素（和稍后我们会讨论的其他影响因素）指导了脂肪细胞过度储存热量。人们长期过量饮食，是因为他们试图保持血液中含有足够的热量来供应给大脑，弥补过度兴奋的脂肪细胞吸走的热量。如果根本原因没有得到解决，这场战斗永远不会结束，那些额外的热量更加剧了体重的增加。根本问题在于热量的分配：身体中的热量过多，但是该有热量的地方热量又不够。尽管我们认为肥胖是一种过剩的状况，

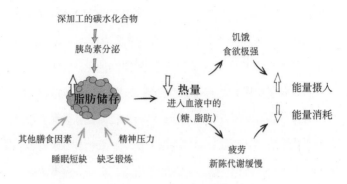

图 3-4　肥胖症的脂肪细胞理论

但实际上它更是一种身体内热量匮乏的表现!

　　沿着这种截然不同的思路（见图 3-4），我们就可以预测，吃肉桂面包卷或百吉饼这样的精制碳水化合物会增加以脂肪形式储存的热量，降低血液中可用的热量，让人产生饥饿感，并刺激大脑产生进食欲望，这一切都会在几小时之内发生。经常摄入这些食物，久而久之就会减缓新陈代谢，导致身体产生其他的不良反应。这正是我和我的研究团队同僚们在过去 20 多年的研究中所发现的。

不是所有的早餐都一样

　　20 世纪 90 年代中期，我们进行了第一项研究，并发表在《儿科》杂志上。[14] 我们请 12 名处于青春期的男孩在临床研究室里过夜，三个早晨为他们提供了三种不同的早餐。每种早餐的热量完全相同，但是碳水化合物的含量和种类完全不同。第一种早餐是即食燕麦片，一种精加工的碳水化合物（虽然即食燕麦片严格来说是"全谷物"，谷粒被碾压成细小的颗粒，然后经过高温煮熟。）；第二种早餐是燕麦碎粒（也称为"爱尔兰燕麦片"），属于最低程度加工的碳水化合物，燕麦的谷粒结构几乎保持完整。燕麦碎粒比即食燕麦片要花费更长的时间煮熟，也需要更长的时间来消化，因此血糖和胰岛素上升的幅度更小。这两种燕麦片的营养成分一模一样（都含大约 65% 的碳水化合物和 20% 的脂肪）；第三种早餐是蔬菜蛋饼和水果，这份早餐的蛋白质和脂肪含量更高，碳水化合物含量更少，而且完全不含谷物制品。

正如我们所预期的，血糖和胰岛素水平在一开始就按照即食燕麦片、燕麦碎粒、蔬菜蛋饼和水果的顺序呈现高、中、低的上升趋势。但是有升就有降。在食用了即食燕麦片后的 1 个小时，参与者的血糖开始快速下降。4 小时后，相比其他早餐的食用者，食用即食燕麦片的参与者的血糖值更低（大约 10 毫克每分升），甚至比整夜没吃东西后的血糖值更低。这种差距已经足以引起饥饿感，让人开始进食。[15] 进餐 4 小时后，用即食燕麦片当早餐的参与者，其血液中另一个主要能量源——游离脂肪酸的水平也低于其他人。这种状况对新陈代谢无疑是双重打击。

这些现象是科学奇闻吗？应激激素水平在紧急情况下的变化说明了情况并非如此。参与者的肾上腺素在食用即食燕

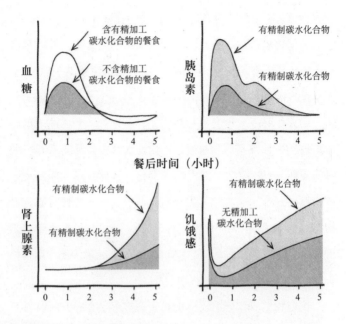

图 3-5　食用含有和不含有精制碳水化合物之后体内激素和饥饿感的变化

麦片后 4 小时内急剧上升，而食用其他类型早餐的参与者，其肾上腺素保持稳定，这证明了前者的大脑经历了一次**真实的代谢危机**。坦白说，有些食用即食麦片的参与者直冒虚汗，看上去有点虚弱，这正是低血糖的迹象。

午餐时我们给参与者提供了和早餐相同的食物，然后允许他们整个下午都可以根据自己的需求随心所欲地吃我们准备的很多美味食物——面包、百吉饼、冷切肉、奶酪、奶酪、酱料、饼干和水果。按平均值算，相比吃燕麦碎粒（大约 900 卡路里）或蔬菜蛋饼和水果（大约 750 卡路里）的男孩，吃即食燕麦片的男孩在下午吃得更多（大约 1 400 卡路里）。在食用相同热量仅仅不同种类的午餐后，之后摄入的热量居然能有 650 卡路里的差别。

不同研究团队在十几项实验中也发现了类似的结果。[16] 这 650 卡路里哪怕只引发一点点的差别，要是大家一顿接一顿、日复一日都如此，那么快速增长的精制碳水化合物食物，就是 20 世纪 70 年代以来体重增加的大部分原因。因此，热量相同的饮食在几小时后可以产生完全不同的结果，就像图 3-5 所示的食用含有和不含有精制碳水化合物之后体内激素和饥饿感的变化。

作用快速的碳水化合物对大脑的影响

在食用过多的精制碳水化合物后，血液中可用的燃料水平下降时，大脑会发生什么？为了回答这个问题，我们给 12 位BMI指数较高的男性提供了两份奶昔，一份含有玉米糖浆(一种作用快速的精制碳水化合物)，另一份含有生玉米淀粉（作用缓慢的碳水化合物）。除此以外，两份奶昔含有相同的主要营养成分（蛋白质、脂肪和碳水化合物），并且通过添加略微不同分量的人工甜味剂使两份奶昔的甜度相似。奶昔按照随机的顺序分发，参与者和研究人员都不知道先喝的是哪一份。

研究结果发表在《美国临床营养学杂志》上。[17] 和我们的第一个实验结果颇为相似，在头一两个小时里，食用作用快速的奶昔的参与者的血糖和胰岛素水平较高。但4小时过后，相比食用作用缓慢的奶昔的参与者，他们的血糖降得更低了，而且感觉更加饥饿。在那个时候，我们运用一项称为功能性磁共振成像的技术（fMRI），对他们进行了大脑影像扫描。扫描发现，大脑中一个叫伏隔核的区域在参与者食用作用快速的奶昔之后变得像激光一样发亮。这种反应十分强烈，并且在所有参与者身上都有体现，这保证了实验结果的数据可信性。伏隔核在奖赏、渴望和成瘾（包括酒瘾、烟瘾和可卡因滥用上瘾）等大脑活动中起重要作用。在节食期间，大脑这个区域被激活，会吞噬人的意志力，让面包卷变得极其难以抗拒。

食物成瘾的概念是存在争议的，因为不像药物滥用，为了生存下去我们需要食物。然而，这项研究表明，精制碳水化合物可能会控制大脑的基本奖赏回路，不是因为它们本身有多么的美味（两份奶昔的甜度都相同），而是因其对新陈代谢的直接作用。在任何情况下，饥饿已经很难抵抗了，一旦有了伏隔核的加入那就彻底完蛋了。

你摄入的热量类型影响了你消耗的热量数量

从积极的一面来看，这些短期的研究表明，我们只要改变饮食就能逆转这样的恶性循环。然而，这些研究也提出了一个问题：这些影响的持续时间会长过一天吗？为了验证这一点，我们进行了一项长期的喂养实验，我们向 21 名青年人提供他们在 7 个月的时间里所需的食物。首先，我们通过减少食物量降低了他们 10% ~ 15% 的体重（约 11.25 千克）。接下来，我们通过增加食物供应，将他们的体重稳定控制在这个新的较低水平上。然后，我们提供了三种不同的饮食，每一种进行为期一个月的研究。每种饮食都含有相同的热量，但由不同的主要营养成分组成：遵照政府建议的高碳水化合物（60%）；类似地中海饮食的适量碳水化合物（40%）；像阿特金斯饮食（Atkins diet）的低碳水化合物（10%）。

我们发现相比高碳水化合物饮食，受试者在吃低碳水化合物饮食时每天多消耗热量 325 卡路里，相当于一小时适量剧烈运动所消耗的热量，但却不费吹灰之力；在吃适量碳水化合物饮食时，参与者每天多消耗热量 150 卡路里，相当于一小时的轻度运动。

另外，高碳水化合物饮食对包括胰岛素抵抗、甘油三酯和高密度脂蛋白胆固醇（HDL cholesterol）在内的心脏疾病诱发因素同样有最坏的影响。这些结论发表在 2012 年的 *JAMA* 上 [18]，表明不是所有类型的热量对身体都是一样的。身体摄入的热量**类型**影响了消耗的热量**数量**。

该实验有两个限制因素。第一，虽然我们试图尽可能去全方位地控制参与者的饮食和生活习惯，但他们并不是一直处于我们的直接观察之下。我们不能确知他们在家时、参加聚会时，或者旅行时是否完全遵照我们的饮食要求。第二，每种饮食只持续了一个月。想了解每种饮食随着时间推移所产生的真正影响，我们需要更长时间的干预，这将花费不菲，而且难度极大。因此，我们还在一种动物身上进行试验，这种动物的饮食和环境可以由我们进行长期而精确的控制。

我的"总觉得饿"的故事

在健身房里，我接受了一项切实的代谢评估。测试的是在运动量不断加大时身体从哪里获得能量。热身结束并开始测试后，教练问我最近有没有改变饮食。我说是的，并告诉他我现在不吃糖和单一碳水化合物，而是吃蛋白质、蔬菜和全脂食物。测试结果让教练感到十分惊讶。他甚至还招呼其他教练一起来检查我的读数。测试将数据分为四个训练区域，除了强度最大的区域之外，我消耗的所有热量都来自于脂肪细胞——碳水化合物则为零。这给他留下了深刻的印象。结论是：正确饮食的话，我们的热量是由脂肪细胞所提供的，并且我们减掉的体重就是实实在在的脂肪！简直太棒了！！

——丹·B., 45 岁，犹他州李海市

体重减轻：6.8 千克；腰围缩小：2.54 厘米

摄入更少热量，脂肪反而增加

在发表于《柳叶刀》杂志的一项研究中[19]，我们对同种的两组老鼠进行了试验，我们给老鼠喂食完全相同的食物，唯一的区别是碳水化合物的类型。一组老鼠吃的是豆类中含有的一种淀粉，叫作直链淀粉（amylose），是一种消化得很慢、结构紧密的小分子。另一组老鼠吃的是土豆中含有的一种淀粉，叫作支链淀粉（amylopoctin），是一种消化得很快、结构松散的大分子。我们给每只老鼠的食物量都进行了调整，保证两组老鼠的平均体重在整个18周（相当于老鼠寿命的15年）的试验中保持一致。

从第7周开始，为了防止体重的过分增加，相比食用消化较慢碳水化合物的老鼠，食用快速消化碳水化合物的老鼠需要更少的食物——**这证明它们的新陈代谢正在减慢**。试验末尾，我们通过评估老鼠体内化学示踪剂的分布对它们的身体构成进行了分析。虽然两组老鼠的体重完全相同，但食用快速消化碳水化合物的老鼠多长了70%的体脂肪（同时肌肉组织相应减少）。

这些结果完全颠覆了肥胖的热量平衡理论。按照标准化的建议，最好的减肥方法或者最好的避免增重的方法是减少热量摄入。而这正是我们在食用快速消化碳水化合物的老鼠身上做的实验——本质上，我们就是给它们提供低热量的饮食。尽管它们吃得**更少**，但是脂肪却**增多了**，而且罹患心脏病风险明显上升。与肥胖症的脂肪细胞理论图表相一致（参见第58页），快速消化的碳水化合物使胰岛素水平升高，导致热量以脂肪的形式被储存起来，损害了动物的肌肉组织和整体健康。

当然，啮齿类动物不能代表人类。我们最终还是需要足够规模、范围和持续的临床试验来得出明确的结论。最近，关于饮食的组成如何影响身体构成的数据已经开始积累起来。以色列班古里昂大学的 Iris Shai、哈佛大学的 Meir Stampfer 以及他们的同事，将数百名腰围尺寸较大的成年人分成低脂饮食组或低碳水化合物 / 地中海饮食组，并在长达 18 个月的时间内，对他们身体脂肪的改变进行了仔细的监测。初步分析显示，饮食对腹部、心脏、肝脏、胰腺和其他器官中的脂肪含量有截然不同的影响，甚至大于对体重的影响。* 基于相同的思路，宾夕法尼亚州立大学的研究人员让 48 名成年人采用降胆固醇的饮食，再加上 250 卡路里高脂肪含量的杏仁，或 250 卡路里高碳水化合物含量的松饼，两种各进行了 6 周的试验。参与者在摄入含有杏仁的饮食期间，明显减少了腹部脂肪。[20]

像"护士健康研究"和"医务工作者随访研究"这样的大型观察性研究，对于精制碳水化合物也得出了一致的结论。来自哈佛大学的调查人员以 4 年为单位，对 1986～2006 年期间特定食物如何影响体重进行了调查。他们在 2011 年的《新英格兰医学杂志》上发表了调查研究的结果。[21] 影响体重增加的食物清单上名列前茅的是土豆制品和含糖饮料，紧接着是精制谷物。相反，坚果、全脂牛奶和奶酪要么

---

* 未发表的试验结论，由 Iris Shai 授权使用。

就是和体重增加无关，**要么就是和体重减轻有关**。所以看起来我们几十年来避免吃的那些高脂肪食物可能正是减肥的关键！

低质量饮食把热量锁定在脂肪细胞里

我们换个方式来理解身体的热量－能量管理机制，就用燃料箱来做类比。假设一个人在树林中有一间小屋，小屋的自动供暖系统以压缩天然气为燃料，如图 3-6 所示。当室内温度降低时，恒温器向燃料箱发出电子信号要求获取更多燃料，随即燃料出口阀打开，天然气通过管道流向壁炉，产生热量。当小屋的温度升高到设定值后，恒温器向燃料箱发出另一个信号来关闭阀门。

想象一下，如果这个人为了省钱而用了错误的方法，他用低质量的燃料填满了储藏箱，于是出口阀堵塞了，阻碍了天然气的流出，这种情况下会发生什么。壁炉会没有足够的燃料，小屋会变得寒冷。很明显，合理的解决方法是清理整个系统，换成高质量的燃料。但是吝啬的小屋主人决定添加更多的天然气，增加储藏箱内的压力。这个权宜之计暂时会起作用，因为压力的增加一开始会将额外的燃料推出储存箱。

同样地，增加脂肪储存也能克服因低质量饮食而产生的从脂肪细胞释放热量的困难。但是这种方法不会一直奏效。只要燃料堵塞问题仍然存在——对于小屋主人和对于肥胖人群一样——问题只会变得更严重。残渣会不断地堵塞出口阀（对应身体则是脂肪细胞的热量释放机制），为了保持小屋的温暖（我们的新陈代谢持续运行），就要不断增加燃料箱的压力（身体脂肪），直到供暖系统到达临界状态。

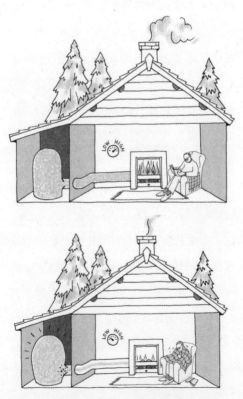

图 3-6　天然气供暖系统类比图
当出口阀堵塞，天然气不能从储藏箱排出的时候，问题就产生了

愤怒的脂肪

体重可以持续较长的时间过度增加而不会产生严重的后果。和其他身体器官不同，脂肪储存热量和膨胀的能力惊人，这种能力不会影响脂肪细胞的正常功能，但它有储热和膨胀的上限。它最终会到达一个临界值并开始发出求救信号。然后免疫系统冲上来解救，这时麻烦才真正开始。

慢性炎症

自然界中，饥饿和感染是动物的两大致命威胁。储存热量的身体脂肪和抵抗微生物入侵的免疫系统之间紧密相连的关系应该不足为奇。脂肪组织含有我们最集中储存的能量，对入侵的细菌来说，如果能到达脂肪组织那将是极大的生物奖励。可能正因如此，对抗感染的白细胞不断地在脂肪组织里四处游荡，持续监控外来物质。[22]白细胞和脂肪细胞分别产生互相影响的许多化学信号，帮助改善新陈代谢、抗传染免疫力和全身健康。然而，肥胖会破坏这种和谐的关系。

当脂肪细胞达到临界体积——具体体积因人而异——会产生很多问题。细胞的内部机制要承受维持太多脂肪的压力。有些细胞可能会因血液供氧不足而缺氧。因此，这些细胞会受损，甚至有的会死亡，释放出标志组织损伤的化学物质。

一获得这些危险信号，周围的白细胞就要求身体其他部分的免疫细胞前来增援，并且转换为攻击模式。这种快速反应在遭遇微生物侵袭的情况下可以救命，但在不需要对抗感染的情况下，这种反应只会让情况变得更糟。[23]

通常，免疫系统只有在应对外来威胁或损伤时才启动，消灭入侵者并清理损伤处。一旦工作完成，免疫系统很快就平静下来。然而，如果被持续激活，免疫系统的强大武器可能就会对准人体自身，导致慢性炎症的发生。特别严重的还会造成自身免疫性疾病，诸如克罗恩病、风湿性关节炎、红斑狼疮、多发性硬化症等。

对肥胖症来说，受损脂肪细胞激活免疫系统会加剧炎症和损伤的循环，可能导致可怕的后果（见图3-7）。这种情况就像是压力过大的天然气储存箱：管道迟早会爆裂，释放天然气进入小屋，让小屋主人处于即时危险之中。同理，发炎的脂肪组织释放出有毒的化学物质到血液中，将疾病传播到全身。血管内的慢性炎症导致动脉狭窄，又叫作动脉粥样硬化，容易诱发心脏病和中风。在肝脏中，慢性炎症会导致肝炎和肝硬化；在肌肉中，慢性炎症会导致肌肉组织减少；在肺部导致哮喘；在大脑中，进一步导致新陈代谢发生紊乱，还可能导致神经退行性疾病，例如阿尔茨海默病（现在有人称其为"III型糖尿病"）。[24]

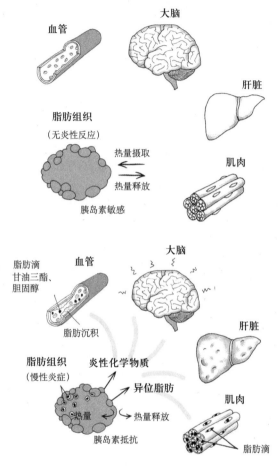

图 3-7 胰岛素抵抗、慢性炎症和系统性疾病

胰岛素抵抗、II 型糖尿病和其他健康问题

在这个阶段,体重在多年持续增长后,可能会进入平稳期,这是因为慢性炎症引起了胰岛素抵抗,扰乱了脂肪细胞吸收

和储存更多热量的能力。胰岛素抵抗是一个复杂的概念，为了理解其基本概念，我们可以把胰岛素当成是一把钥匙，精确对应位于体内细胞的表面的锁（胰岛素受体）。通常，胰岛素可以轻松地开启胰岛素受体，打开细胞的大门接收葡萄糖。胰岛素在某种程度上通过改变许多基因的活性也能刺激细胞的生长。因为胰岛素抵抗，锁就变得生锈了，导致血液中的胰岛素水平必须增加来强行打开细胞的大门。然而，胰岛素抵抗不是在全身都均匀地发生，因此一个器官可能受胰岛素刺激不足（因为锁特别锈迹斑斑），而另一个器官可能受胰岛素刺激过度（因为锁相对来说没那么锈）——这种不平衡导致了因肥胖而产生的疾病。

无论如何，胰岛素抵抗引起的体重稳定并不像看上去那么好。慢性炎症也阻碍了脂肪细胞对热量的摄取和释放，使饥饿和暴饮暴食得以持续。但是现在，摄入的多余热量没有地方可去，所以就囤积在异常的位置上，比如肝脏和肌肉。这些异常的脂肪堆积，叫作异位脂肪，使胰岛素抵抗变得更糟糕，为发展成糖尿病做好了准备。[25]

如果胰腺筋疲力尽，仍不能生成足够多的胰岛素用以弥补胰岛素抵抗，那么人就会得 II 型糖尿病。遇到这种情况，身体变得无法处理碳水化合物，血糖升高超过正常范围（空腹时血糖等于或者大于每分升 126 毫克，或饭后两小时血糖等于或大于每分升 200 毫克）。慢性高血糖和糖尿病引起的其他新陈代谢紊乱使身体器官处于额外的压力下，极大程度地增加了心脏病发作、肾衰竭、失明、截肢及其他问题的风险。

　　具有讽刺意味的是，20世纪70年代以来，糖尿病的标准治疗方法一直都推崇低脂、高碳水化合物的饮食，而正是这种饮食促成问题的最初发生！我们不会把乳糖给患有乳糖不耐症的人，那给有碳水化合物不耐症的人（根据相同定义）那么多的碳水化合物又是什么道理呢？

我的"总觉得饿"的故事

　　当我开始这项计划的时候，我有高血压、高甘油三酯、高C反应蛋白（一项慢性炎症的测试）这些症状。仅仅16周之后，这些指标都正常了。我的医生说这是这么多年来她头一次不再担心我的糖尿病了，因为控制得很好。如果我最终能停止糖尿病的药物治疗，那就太好了。

　　　　　　　　——露丝·S., 65岁，明尼苏达州斯蒂尔沃特市

　　　　　　　　体重减轻：6.8千克；腰围缩小：6.4厘米

　　如果慢性炎症蔓延至下丘脑，新的严重问题就产生了。[26]下丘脑是大脑中一个古老的部分，控制着新陈代谢。下丘脑的位置处于两条虚拟线的相交处：一条始于两眼之间引向后脑勺方向，另一条是两耳顶部之间的连线。下丘脑整合身体发出的信号，例如脂肪细胞瘦素（在第二章中讨论过），以及来自大脑其他地方的信号，调节饥饿和新陈代谢率，防止体重剧烈波动。对大脑该区域的损伤会引起严重的肥胖症，几

乎所有的治疗方法都对这种情况的肥胖症不起作用。

在实验室研究中，正常的老鼠在摄入导致肥胖的饮食后不久就会引起下丘脑炎症，以致该区域脑细胞的损伤。相反，通过基因工程手段抑制下丘脑炎症的老鼠则免受肥胖困扰。[27]针对肥胖人群的初步研究发现，他们也存在类似于动物身上所发现的大脑损伤现象。[28]这些结果表明，如果不采取手段彻底抑制下丘脑炎症的话，体重增加几乎就会不可逆转。

心血管并发症也会不可避免地增加，包括高血压、高甘油三酯、低高密度脂蛋白胆固醇（一种好的胆固醇）以及脂肪肝——构成了"代谢综合征"。现代药物可以暂时控制这些症状中的一部分，但除非深层次的高胰岛素水平和慢性炎症的问题得以解决，否则心脏病发作和中风就很可能会发生。

我的"总觉得饿"的故事

在阶段 1 的时候，我觉得高脂肪饮食很可怕，特别是因为我的胆固醇高。我们一直被告知不要吃太多脂肪。但是在项目结束的时候，我的实验测试结果进步太大了，大到医生把我的胆固醇药量减了一半。

——贝蒂·T., 76 岁，得克萨斯州嘉伦市

体重减轻：7.7 千克；腰围缩小：7.6 厘米

在美国，排在心血管疾病之后的主要致死病因是癌症，对大多数人来说，癌症是他们最大的恐惧。同样，不健康的

饮食也会增加我们患癌症的风险。胰岛素不仅促进了脂肪细胞的生长，还刺激了全身的组织。肥胖成年人全身的细胞可能几十年里都受到胰岛素和其他促生长物质（包括"胰岛素样生长因子"家族里的激素）的过度刺激。摄入过多的精制碳水化合物又使得情况进一步恶化。最终，有的细胞从抑制生长的正常分子控制系统中分离出来，导致了癌症。慢性炎症可能加速了食道癌、胃癌、结肠癌、胰腺癌、肺癌、前列腺癌和乳腺癌的恶性病变。美国临床肿瘤协会最近得出了一个结论：肥胖引发了每年大约 10 万例癌症，增加了癌症复发的概率，并导致了 15% ～ 20% 的癌症相关死亡率。[29]

让愤怒的脂肪平静下来

在大型观察性研究中，体重和与肥胖相关的慢性疾病息息相关[30]，但是这种关系不是绝对的。有的人能以健康的方式储存大量的脂肪，特别是储存在臀部、胯部、大腿处（梨形身材），而不产生胰岛素抵抗和慢性炎症，至少短期内不会。[31]对另一些人来说，包括那些腹部脂肪特别多的人（苹果形身材），即使在体重相对较轻的时候，正常脂肪组织也会引起发炎，这种情况叫作 TOFI（"外瘦内胖"）。[32]因此，仅仅保持苗条的身材不能让你免受胰岛素抵抗和慢性炎症的摧残。的确，基于基因和饮食的共同作用，数百万拥有正常体重的美国人却有罹患之前讨论过的所有并发症的风险。

50 年来，我们都被告知低脂饮食可以预防慢性疾病。这种想法促成了 1991 年开始的 WHI 临床试验（第二章中已经提到了该试验令人失望的结果，参见第 27 页），也给十几年后发起的糖尿病健康行动（Look Ahead）提供了设计思路。糖尿病健康行动的目标是减少常见的糖尿病并发症——心脏病。该研究在全美 16 家临床医学中心进行。将约 5 000 名患有 II 型糖尿病的成年人分为两组：一组遵循低脂饮食，并加强生命支持因素，另一组则采用常规治疗。在 2013 年出版的《新英格兰医学杂志》上[33]，该研究因为"无效"而被提前终止。独立统计学家分析发现，在低脂饮食组的参与者中，心脏病患者人数并**没有**减少，也**没有**任何迹象表明这种情况会在未来有所好转。

同年，另一项叫作地中海饮食预防（PREDIMED）的研究也恰巧在这本权威杂志上发表。[34] 该研究将约 7 500 名有心脏病诱发因素的西班牙成年人分为三个饮食组：地中海饮食补充橄榄油组，地中海饮食补充坚果组和传统低脂饮食组。干预措施中不涉及热量限制和减肥目标。地中海饮食预防研究也提前终止了，不过终止的原因是其产生的效果**超过了**预期。前两组高脂肪的饮食显著降低了心血管疾病的风险（大约 30%），以至于再继续试验对传统低脂饮食组的参与者来说就太不道德了。

这两项近期的研究可以说宣告了传统低脂饮食的终结。广义上来说，它们表明适当改善饮食结构——具体就是增加脂肪和减少精制碳水化合物——对任何体重的人来说都可以预防与肥胖相关的疾病。即使没有减肥，优质的饮食本身似乎就能让"愤怒的脂肪"平静下来。如果体重还减轻了，那么对健康的好处简直巨大。

饮食冲动、暴饮暴食和"食物成瘾"

美食当前，诱惑无限，大多数人都曾经把持不住而暴饮暴食，之后又会后悔莫及。谁没有过在感恩节晚餐后因为吃得太饱而不舒服的经历呢？但是为什么无论有多么强烈的内疚感和多么热切的想要减肥的愿望，还是有那么多人习惯性地屈服于对食物的欲望而放纵自己呢？在某种程度上，每一个超重的人（也就是说大多数美国成年人）都可以被认为有饮食失调的问题，因为按照定义，他们就是一而再再而三地过量饮食。

饮食失调通常被当成是缺乏对冲动的控制力的一种心理问题。因此，治疗通常涉及行为疗法，目的是避免引发某些状况，减少与"危险食物"的接触和制订替代的应对措施。然而，这种方法通常以失败告终，因为它忽视了对食物渴望的生理驱动力。

爱迪生氏病是一种严重的肾上腺衰竭病症，多发于青少年和青年。患者的肾上腺无法分泌醛固酮（ADS），这是一种帮助肾脏保持体内钠平衡的激素。虽然通过激素替代疗法可以有效地治疗爱迪生氏病，但是这种病通常很难在初期就诊断出来，导致身体处于缺少钠离子的危险之中。如果发生这种情况，大脑会做出合理的反应——增加对盐的需求，试图补充尿液中不断排出的钠离子。想象一下这样一幅画面：一个未确诊爱迪生氏病的十几岁孩子，开始产生无法抑制的冲动，不停地吃薯片、椒盐脆饼和其他高盐食物。家长对这种饮食行为的改变会有所警觉，可能会去咨询心理学家。心理学家可能会建议对孩子进行心理咨询，从而探究产生这些不寻常渴望的心理根源。但再多的心理治疗也没有用，因为问题的根源在于生理——尿液中流失了过多的盐。

　　同样地，如果脂肪细胞摄取过多的热量，而留给身体其余部分的热量过少，那么针对暴食的心理治疗效果也是有限的。只有先对潜在的生理问题进行治疗，才有可能知道像饮食失调这样的行为问题是否存在心理（甚至精神）上的根源。

　　正如本章之前提到的，精制碳水化合物引起的胰岛素水平过高，会导致脂肪细胞摄取过多的热量，使得该有热量的地方热量不够。当血液中的热量较低时，大脑就会触发警报系统，产生饥饿感和对食物的渴望。我们会特别想吃精制碳水化合物，如薯片、饼干、糖果、蛋糕之类的食物。原因只有一个：只要几分钟，它们就能让我们感觉好多了。问题是这些食物也让我们在接下来的几小时里感觉糟透了，设置了下一个成瘾周期。在某种意义上，精制碳水化合物和滥用药物有相似之处，两者吸收上的快速加剧了成瘾行为。[35] 举个例子，没有加工过的古柯叶（需要一段时间来咀嚼和消化）在南美地区长期以来安全地用于治疗高原病和其他疾病。但是当其有效成分——可卡因，为了快递起效而被提炼出来并浓缩后，就会造成严重的身体和心理成瘾。

我的"总觉得饿"的故事

今天我吃了一个老式甜甜圈。以前我非常喜欢吃。可今天我吃完了以后发现它并不好吃，跟我的期望差得有点远。我以为我会享受地咬下每一口……但并不是这样的。我想我的身体正在发生变化吧。我吃甜甜圈是因为我记得我以前喜欢吃，但其实我并不饿。我没有渴望它。只不过它刚好在那儿。我打算提醒自己真正的食物有多么的美味。

——安吉莉卡·G., 50岁，加利福尼亚州萨克拉门托市

体重减轻：5千克；腰围缩小：7.6厘米

让我们来做一次思想实验。想象你刚和你的爱人吵了一架。你没办法找最好的朋友诉苦，于是你走到了厨房，想要从食物中寻找安慰。现在假设你只能找到以下四种食物，每一种的热量大约都是400卡路里：

面包——5片（精制碳水化合物）

浆果——6杯（未加工的碳水化合物）

黄油——半块，或者大约12茶匙（脂肪）

牛肉干——5份，每份28克（蛋白质）

哪一种你能吃得最快？哪一种会在你的身体里引起最少的警告反馈信号（例如饱腹感、不舒服甚至恶心）？哪一种会让你饿得最快？哪一种最可能引起暴食？以上所有问题的答案你可能都会选面包。其他食物很难放纵地吃，而如果你真的放开吃了，那么可能短时间内你再也不想这么做了。

当然，有的人患有严重的饮食失调症，例如食欲亢进，这可能需要专业的精神治疗了。这时就连最优质的食物也无法满足情感上的空虚。心理咨询对于应对生活中的挑战和促成积极的行为改变起到了重要的作用。但是无论我们的心理状态如何，精制碳水化合物都会给暴食创造条件。避免摄入精制碳水化合物，与食物有关的行为问题可能自然地就会得到改善。选择天然健康食品，什么程度就够饱了，你的身体会直截了当地告诉你。

我的"总觉得饿"的故事

原来对食物的冲动真的会消失！我以前觉得这是不可能的，但是当我跟着这项计划做的时候，我觉得很自在，没有对食物的渴望也没有疯狂地想吃东西。我现在意识到碳水化合物带来的饱足感是一种不同的身体感觉，是不那么舒服的，更像是搁浅的鲸鱼。我以前就有那种糟糕的饱腹感，很饱但还想吃其他东西。

——帕梅拉·G., 56岁，弗吉尼亚州尚蒂伊市

体重减轻：3.6千克；腰围缩小：9厘米

食物对思维的影响

最佳的健康状态取决于对各方面生理活动的妥善调节——心脏的收缩和舒张、吸气和呼气、清醒和睡眠。如果心脏反复强烈收缩，或者呼吸太深，身体都会受苦。营养提供也是这样。用餐过后，热量进入体内，补充储存的能量。几小时后，形势发生转变，热量流向另一个方向，离开储存地。通常，这种来回的舞蹈会平稳发生，对身体的健康有温和的促进作用。但是我们现代的工业化饮食破坏了这种自然的节奏（见图3-5），用餐过后多余的热量迅速涌入血液之中，但不久以后就让身体缺乏热量。身体会尽可能地应对各种极端情况，在热量过多的时候提高胰岛素水平，在热量不够的时候提高应激激素水平。但是激素和新陈代谢的过度波动给身体造成了伤害，并且按理也会影响大脑。[36]

在一项严格控制的喂养试验中，来自英国威尔士大学的研究人员给71名大学女生提供了消化较慢或消化较快的碳水化合物早餐，然后测试她们的认知功能。他们发现，吃了消化较快的早餐后，整个早上参与者的记忆力——尤其对于较难单词的记忆力——有所减弱。这种影响在饭后几小时内特别的明显（减弱达33%）。[37] 在多伦多，一项21名糖尿病人参加的试验也得出了类似的结果。相比含有等量碳水化合物而消化较慢的食物，一顿消化较快的碳水化合物会让人们的言语记忆、工作记忆、选择性注意和执行能力都变差。[38]

如果儿童和青年持续存在这些认知缺陷的话，很可能会被确诊为患有注意力缺陷障碍（ADD）。当然，现在的孩子无法集中注意力的原因有很多，包括看电脑或电视的时间太长，或者睡眠不足等等。但是多项实验表明，过量摄入精制碳水化合物也可能助长了这一问题的发生。

假设你按照《食物金字塔指南》的推荐（见图1-1），给你12岁的儿子一个涂了脱脂奶油的"全谷物"百吉饼和一杯100%果汁当早餐。虽然这些食物听上去很健康，但是这些都是精加工食品，蛋白质和脂肪含量都很少，难以平衡其中快速消化的碳水化合物部分。上午才过了一半，你儿子血液中的热量可能就会突然降低，而应激激素会激增，这对平静地集中注意力和学习来说不是一个好的生理状态。奇怪的是，用来治疗注意力缺陷障碍的刺激性药物和应激激素肾上腺素的生物作用大体上是一样的。会不会是这些药物抵消了现在孩子们饮食中的精加工食品所产生的血糖波动？

我的"总觉得饿"的故事

我有抑郁症，但我不会公开说，因为抑郁症听起来不太好。参加了这项计划，我的生活有了乐趣。我不知道这该怎么解释，就像我不知道怎么解释抑郁症一样。我觉得我由内而外地在改变。这对我来说将是一个改变人生的计划。

——乔伊斯·D., 70岁，佐治亚州罗斯韦尔市

体重减轻：3.6千克；腰围缩小：11.4厘米

当我们的身体和精神遭受着现代精加工饮食的攻击时，我们的幸福感会如何呢？为了理解这一点，想一想药品和改变情绪物质的一般用途——包括一些电视上大量宣传的产品。早上我们用咖啡因提神，傍晚我们用酒精让自己平静下来，夜里我们用镇静剂让自己好好休息。治疗疼痛我们需要布洛芬，治疗消化不良我们需要抗酸药，治疗勃起功能障碍我们还要吃药。许多人依靠药物控制疲劳、易怒、焦虑、注意力不集中、抑郁和其他精神症状。正确的饮食，能够控制胰岛素水平和缓解慢性炎症，从而帮助我们摆脱对药物的依赖吗？许多科学证据表明它确实可以。

我的"总觉得饿"的故事

这个计划最大的好处就是能稳定情绪，我的抗抑郁药都停了！我很惊讶地发现自己对糖分的渴望消失了。但是更让我惊喜的是，从 7 年前我的第二个儿子出生起我就在吃的抗抑郁药，现在终于不用吃了。我还是有抑郁的时候，但是抑郁的程度不一样了，也没有像以前一样一到晚上就情绪失控。我确信我的体重会持续下降，但是真正的好处是我感受到的全面健康的状态。

——凯伦·L., 44 岁, 明尼苏达州萨维奇市

体重减轻：3 千克；腰围缩小：5 厘米

我们困惑的原因

　　每年，医药行业都会赞助许多使用顶尖技术的临床试验来测试新药的药效，每一种新药都有可能创造每年数十亿美元的销售额。关乎巨额利润，医药公司必须确保试验正确进行。那些"III期"临床试验花费巨大（有时超过1亿美元），试验对象人数众多（通常有几千人），需要长期跟踪（通常是好几年），需要经过严格培训的研究人员，需要采取措施确保正确遵守试验方案的协议（比如免费给参与者发放药物），并且要有全面的质控流程。

　　形成鲜明对比的是，营养学研究的预算就很吃紧。尽管通过改善我们的饮食来预防和治疗肥胖可以节省一大笔费用，但是没有哪个有钱的公司能从中直接获利。通过美国国家卫生研究院获得的联邦政府基金也缩减了，但临床试验的成本却在不断地攀升。[39] 所以，大多数减肥饮食研究的资金严重不足，几乎没有超过几十万美元的，可想而知，研究质量也堪忧。绝大多数研究只有几十个（或者偶尔几百个）实验对象，研究周期短（一年或不到一年），研究人员的专业水平参差不齐，资源有限无法保证饮食行为的改变，质量控制也不稳定，时好时坏。通常，干预措施仅限于指导该吃什么，而不会真的协助购买食材或者准备膳食。因为支持有限，大多数饮食研究中参与者的行为不会发生很大的改变，而且对照组（例如，被分到低脂组或低碳水化合物组的参与者）最后吃的东西也都差不多。所以，在这些研究中，任何一组参与者的体重都减轻不了多少，也就不奇怪了。

这些研究有时候会被误认为想要证明"所有的饮食都是一样的"，或者"坚持一种饮食，不管是哪种，才是唯一重要的"。但是这样的结论是完全错误的。这种错误的推理，在临床研究的其他领域是经不起推敲的。仅仅因为实验对象没有服用大多数药物，我们就应该放弃一种有望治愈癌症的新药吗？

幸运的是，还是有一些饮食研究做得很好。2008年的《新英格兰医学杂志》上发表的DIRECT研究[40]，在322名BMI指数较高的参与者中对传统饮食（低脂）、地中海饮食（中脂）和阿特金斯饮食（高脂）进行了比较。研究地点在以色列，除了提供标准的营养指导，参与者每天的主餐都按照饮食要求由研究人员分配。这样，研究人员可以确保三组人员吃的东西确实不一样。参与者的配偶也接受了饮食方面的指导，从而提升居家时的饮食支持。该试验进行了两年，保证有足够的时间来显现长期的区别。

虽然最终没有完全达成饮食目标，但是这项卓越研究的结果与低质量研究的不确定性结果形成了鲜明的对比。高脂饮食组的体重减轻最多，其次是中脂饮食组，最少的是低脂饮食组，从统计的角度来看，差距是非常明显的。另外，脂肪含量较高的饮食在甘油三酯和HDL胆固醇方面带来了更多改善，并且让患有糖尿病的参与者更有效地控制了血糖。我们需要更多像这样严格控制的试验来终结现在对于减肥饮食的困惑。

"空热量"的谬论

肥胖的热量平衡理论的根本问题，在于它怪异地认为所有不同来源的热量都是相同的。根据这一理论，只要我们摄入的热量相同，一块油酥糕和一个桃子对身体的影响是一样的，这显然违背了基本的营养学常识。如果事实是这样的话，我们到底为什么需要营养师？他们的主要工作不就是对我们吃什么和不吃什么提供建议吗？有些热量似乎比其他热量更"平等"！为了应对这种尴尬的处境，营养学家开始依赖空热量的概念。按照这个思路，当然不建议喝太多的软饮，但不是因为糖分本身的副作用。只是担心添加糖——缺少纤维、维生素、矿物质和其他主要营养元素——会占了其他含有更多营养元素的食物的位置。著名《美国临床营养学杂志》在2014 年的一期社论中简明扼要地论述了这一观点[41]：

作为一名声誉良好的专业营养师，我当然不会让人们多吃糖。但是我们必须明确一点，和其他所有易消化的碳水化合物一样，添加糖每克有 4 卡路里热量，和其他热量来源相比，也不会更容易引起体重增加。减少摄入添加糖的基本逻辑是减少热量，从而增加营养密度。

但是我们真的要相信一杯可乐只要搭配了一份纤维素（Metamucil）和一片复合维生素，就会和吃一只大苹果（热量大约都是 100 卡路里）一样健康吗？

这不是说营养元素不重要。营养知识帮助我们攻克了营养不足的疾病，比如糙皮病（缺乏一种 B 族维生素）、坏血病（缺乏维生素 C）和佝偻病（缺乏维生素 D）。但是将重点放在营养元素上已经被证明对于解决由营养过剩引起的慢性疾病的流行完全不起作用。[42] 事实上，正如我们本章所讨论的，含有类似营养元素的食物对激素和新陈代谢的影响可以有天壤之别，而不同的影响决定了我们是储存热量还是消耗热量，是形成脂肪还是肌肉，是感到饥饿还是饱腹，是受体重的困扰还是能毫不费力地维持健康的体重，是遭受还是避免慢性炎症。在下一章，我们将看到如何运用食物的这些新奇特点打造一种强效的减肥和预防疾病之方。

我的"总觉得饿"的故事

我开始这项计划的同一天，我的一个朋友也开始了她的低热量饮食计划。她认为我的计划"又蠢又受限制"，有的东西我就不能再吃了。在后来我们谈论各自计划的时候，我告诉她我正在吃全脂牛奶，还在咖啡里加奶油，她觉得我这样做太奇怪了，我居然会吃"让人变胖"的东西，却不吃那些她觉得"健康"的东西。当她喋喋不休地说有些食物完全不能碰的观点时，我开始觉得非常可笑，有些忍不住想要反驳了。

但之后她说："看吧，我的计划更好，因为如果我想早餐吃奇多（一种薯片）的话，我的饮食计划就能告诉我吃多少。今天的早餐我吃的就是奇多，完全没问题。"听了她的话，我觉得我的这项计划太好了，我很高兴我不用再考虑早餐能吃多少奇多！我太知道那种感觉有多抓狂了。

——霍莉·C., 37 岁，北卡罗来纳州罗利市

体重减轻：2.3 千克；腰围缩小：5 厘米

第四章

解决方法

忘掉热量。

关注质量。

剩下的事交给你的身体。

在第三章中，我们知道了为什么传统饮食基本不起作用。当脂肪细胞吸收和储存过多热量，导致身体其余部分热量不足时，体重就会过度增长。低脂、低热量饮食不能解决这个根本问题，还会让情况变得更糟糕。缺乏热量，身体就会进入饥饿模式进行反抗。饥饿感和对食物的渴望会加重，新陈代谢会减缓，最终导致体重的反弹和饮食习惯的紊乱。

更有效的方法是通过饮食降低胰岛素水平和减少炎症，**对脂肪细胞进行重新训练**从而达到减肥的目的。这样，脂肪细胞就会平静下来，释放储存的多余热量。当身体开始更好地获得燃料，新陈代谢就能更好地运作，饥饿感和对食物的渴望就会减弱，体重就会自然地下降。这是一种不用挨饿的减肥饮食。

本章我们会深入介绍这种方法的组成部分。如果你目前已经了解了足够的科学理论，可以直接跳到第二部分。

主要营养元素——碳水化合物、蛋白质和脂肪

小测验 1：

长期生存最少需要多少碳水化合物呢？

（答案在第 93 页）

身体正常运行所需的主要营养元素有哪些？答案可能出乎意料。身体每天需要从饮食中获取几克的蛋白质来修复组织，并运行构成新陈代谢的生化反应。为了细胞膜和细胞间的通讯，身体还需要一点点、远不到 28 克的脂肪（特别是主要的 omega-3 脂肪酸和 omega-6 脂肪酸）。除了以上这些最低限度的必需之外，几乎任何主要营养元素的组合都能满足我们的营养需求。我们唯一不需要的营养元素就是碳水化合物。

饮食中缺少碳水化合物，单单从蛋白质和脂肪生成的燃料就足够应付大脑所需。我们对营养元素的生理需求有很大的灵活性。这就是为什么生活在北极的因纽特人可以靠几乎完全由海洋中和陆地上的动物构成的传统饮食，就能生存下来的原因。相反，许多生活在非极端纬度地区的采集狩猎者，

饮食可以以植物为主，肉类为辅。[1]

如今，我们可以选择的食物几乎没有限制，这就产生了一个关键的问题：为了控制体重和预防慢性疾病，碳水化合物、蛋白质和脂肪的最佳比例是多少？这个问题最能区分大多数流行的减肥饮食——从碳水化合物含量超高的欧尼斯饮食法（Ornish diet）到碳水化合物含量超低的生酮饮食法（Ketogenic diet）。

我们这项计划的阶段 1，位于图 4-1 的右部，接近阿特金斯饮食法，但不像它那么严格。阶段 2 在营养组成上和迈阿密饮食法（Sooth Beach）、区域饮食法（Zone）和原始人饮食法（Paleo）相似。阶段 3 更靠近典型的地中海饮食法（Mediterranean）。这个最后阶段正好位于图表的正中央，表明了它也是众多饮食方法中受限最少的选择之一。

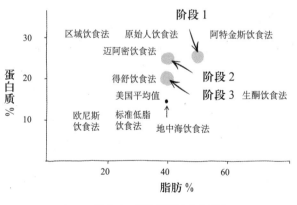

图 4-1　常见减肥饮食之对比

在阶段 1 的两周时间里，我们将碳水化合物总量降到了所需量的一半（根据热量需要，大约为 100～150 克），占总热量的比例从美国人通常摄入的大约 50%，减到了 25%。减少碳水化合物摄入是最快、最简单的降低胰岛素水平和开始减肥的方法。在阶段 2 和阶段 3，碳水化合物总含量适当增加到大约占总热量的 40%。各阶段的碳水化合物类型也十分重要，我们将在下一节进行阐述。

除了满足基本的生理需求，蛋白质通过激发胰高血糖素的释放在某种程度上对控制体重也起到了重要的作用。[2] 胰高血糖素也是在胰腺中生成，它通过释放储存的热量从而防止在餐后几小时内热量骤减，和胰岛素的作用正好相反。这样，胰高血糖素和胰岛素对新陈代谢就起到了互补的作用。适量的蛋白质抵消了碳水化合物。

但是且慢，在你张嘴吃那块约 500 克重的牛排前，请记住：人体对饮食中蛋白质的生理需求实际上小于对其他主要营养素的需求。如果摄入的蛋白质占到了总热量的 35%～40%，就超过了肝脏处理氨基酸（组成蛋白质的基本材料）的负荷量，最后导致氨中毒。[3] 人体会自然而然地避免接近那个上限。在这项计划中，你每天会摄入 100～140 克蛋白质，约等于阶段 1 和阶段 2 每天摄入热量的 25%。在阶段 3，随着体重和热量摄入的稳定，蛋白质的占比会降低到 20%。

剩余的热量来自脂肪，主要是橄榄油和坚果中的脂肪种类。和我们在第三章看到的一样，这些脂肪属于饮食中最健康的成分。它们能减缓消化的速度，帮助你在餐后几小时都有饱腹感，而且能有效降低心脏病的风险。另外它们也很美味，这里用不着斯巴达式的低脂色拉酱、调味酱或抹酱！在阶段1，脂肪取代了所有的精制碳水化合物，占总热量的50%。这么高的比例可以减少胰岛素的分泌，帮助安抚脂肪细胞，并且让新陈代谢重回正轨。到了阶段3，脂肪占比降至40%，基本上和碳水化合物相等（取决于个体的耐受性），这时食物的选择就更灵活了。

（小测验1答案：0）

低碳水化合物还是慢碳水化合物？

小测验2：

按相同热量计算，食用以下哪种食物后对血糖和胰岛素的升高影响最大？

1. 土豆（烤制的）

2. 冰激凌

3. 纯蔗糖

（答案在第98页）

在新陈代谢方面存在严重问题的人，比如严重胰岛素抵抗患者和Ⅱ型糖尿病患者，会因长期限制碳水化合物摄入而受益——在阶段1，碳水化合物减少到占全天总热量的25%，有时甚至更低。初步研究显示，通过几乎排除了所有碳水化合物的生酮饮食法，有些人的健康状况得到了明显的改善。[4]没有了碳水化合物，胰岛素分泌直线下降，身体的主要燃料从葡萄糖变成了酮类（直接来源于脂肪的化学物质）。有的科学家认为酮类是一种"超级燃料"，它可能可以提升智力的表现、身体的耐力和全面的健康，还有可能延缓衰老。[5]然而，长期坚持生酮和其他极低碳水化合物的饮食极具挑战性，还有可能产生副作用。通常，这么严苛的限制是没有必要的。

正如不同的热量对身体的影响各不相同，碳水化合物也是如此。所有碳水化合物最终都分解成为糖，但是不同食物在消化道中分解的速度差异巨大。这些差异构成了血糖指数（GI）的基础。[6]

血糖指数根据含碳水化合物的食物对血糖的影响将它们排序，从 0（完全没有影响）到 100（相当于葡萄糖产生的影响）不等。按相同重量计算，大多数淀粉类食物会将血糖升高到非常高的水平，因此 GI 值也较高。事实上，精加工谷物——如白面包、白米和即食早餐麦片——以及现代的土豆都消化得非常快，以至于它们的 GI 值比调味糖（蔗糖）还高。所以早餐你可以吃一碗不加糖的玉米片或者一碗不加玉米片的糖，它们吃起来味道不同，但是吃下去以后的效果是差不多的。粗加工的谷物、不含淀粉的蔬菜、水果、豆类、坚果和不含糖的乳制品对血糖的影响较小，因此 GI 值较低。

相关的概念还有血糖负荷（GL），它体现的是常见食物中碳水化合物的不同含量（参见附录 A 中的含碳水化合物食物的血糖负荷表）。[7]西瓜的 GI 值较高，但是普通分量的西瓜中含有的碳水化合物相对较少，因此 GL 值适中。相反，土豆的 GI 值较高，而且每份土豆中碳水化合物含量很多，导致 GL 值高。如果这听上去有点复杂，你可以把 GI 当作是在实验室情境下对食物的排序，而 GL 则是更直接地应用于真实生活。研究表明 GL 能可靠地预测实际用餐后血糖的变化，准确率接近 90%，比教糖尿病人简单计算碳水化合物要好用得多。

数百项研究验证了 GI 和 GL 对体重和无数其他健康结果的影响。[8]在一项迄今为止最大型的临床试验中[9]，来自欧洲 8 个国家的 773 名成年人被随机分配到不同 GI 和蛋白质的饮食组。他们此前都通过传统标准饮食成功减掉了至少 8% 的体重。6 个月后，低 GI 高蛋白质饮食组（因而 GL 最低）维持了体重减轻的状态，完全没有出现体重反弹的现象，这对一项饮食研究来说是惊人的成功。高 GI 低蛋白质饮食组（GL 最高）的参与者几乎反弹到了原来的重量。而剩下的两个饮食组——低 GI 低蛋白质饮食组和高 GI 高蛋白质饮食组（两组都是中等 GL）的参与者则差不多把减下的体重又长回去了一半。这些数据和剂量反应曲线很相似，这在药物试验中常见但很少在营养学试验中出现。结果很明显：GL 越低试验结果越好。

观察性研究还发现，在体重保持不变的情况下，高 GI 和高 GL 饮食与慢性疾病也有关系。一份囊括所有已公布数据的主要分析报告发现，相比低 GI 饮食的人群，高 GI 饮食的人群患糖尿病的风险增加 20%。[10] 显然，高 GI 饮食导致血糖的过度升降，会给胰腺中生成胰岛素的细胞增加压力。如果这些细胞已经因胰岛素抵抗、慢性炎症或某些基因危险因素而苦苦挣扎，那么高 GI 的饮食就会成为压死骆驼的最后一根稻草。

高 GI 和高 GL 饮食也和心脏病的致病因素密切相关。在一项由大约 7.5 万名女性参与者参与的实验中，高 GL 饮食在 10 年里致使患冠心病的风险翻了倍。[11] 这些结果表明，从高 GL 饮食转变为低 GL 饮食可以减少一半患心脏病的风险，这和一些药物的临床试验结果一致，比如阿卡波糖（acarbose）减慢了碳水化合物在肠道中的消化速度。[12]（虽然和低 GL 饮食不同，这些药物会引起副作用。）

另外，在观察性分析中，高 GI 和高 GL 饮食也与癌症（乳腺癌、子宫内膜癌、结肠癌）、中风、胆囊疾病、脂肪肝和抑郁症相关，不过仍需要更多的研究来验证这些关系。[13]

尽管已有有力证据证明低 GI 饮食的好处，但是正如营养学研究常常会发生的情况一样，小型、短期的试验得出了一些不一致的结论。来自波士顿和巴尔的摩的研究人员给 163 名成年人提供了四种在碳水化合物和 GI 方面不同的饮食，但保持了试验期间热量摄入恒定。他们报告说，在 3.5 ~ 5 周之后，低 GI 饮食对胰岛素敏感性、脂质或血压不再产生促进作用。[14] 然而，就像我和我的同事最近指出的，这项试验可能只是因为时间不够久，才没有发现潜在的重要影响。[15] 例如，在英国有316名成年人被随机分成三组，并给他们提供16周不同数量的全谷食物。尽管该试验的持续时间是波士顿和巴尔的摩的试验时长的3倍，但试验却对22个心血管疾病致病因素没有任何产生影响，这些因素包括体重、脂质和血压。[16] 我们不会根据短期试验的结果而放弃推荐用全谷物替代精制谷物。无论如何，其他低 GI 饮食的临床试验已经报告了在胰岛素抵抗、慢性炎症和血脂方面的明显改善，特别是在允许热量摄入和体重自然波动的情况下。[17]

和阿特金斯饮食法严格限制碳水化合物相比，低 GI 饮食的效果在一开始不那么明显。但是很多人不能一直维持超低碳水化合物的饮食。低 GI 饮食更像是龟兔赛跑中的乌龟而不是兔子，它需要更长的时间，但最终会帮你达到终点。因此，从精制碳水化合物转变为低 GI 饮食可以减少体重和降低慢性疾病的风险，同时不需要放弃整一大类的营养（又美味的）食物。

粗加工、低 GL 饮食的另一个可能的好处是减少对胃分流手术的需求。[18] 因为天然食品消化得更慢，它们的一些营养成分可以一直到达小肠，像一些强大激素般促进新陈代谢，并帮助我们获得饱腹感（一种叫作"回肠制动"的反馈机制）。以现代快餐为代表的精加工工业食品在肠道的第一部分就被消化掉了，根本来不及激发体内的体重调节机制。难怪快餐食品与肥胖和 II 型糖尿病总是息息相关。[19] 为了解决精加工食物过量（占美国人饮食中的主要部分 [20]）所产生的后果，我们越来越依赖于减肥手术。最常见 roux-en-Y 胃路旁术就是改变胃肠道的路径，让即使消化得很快的食物也能到达肠道的最深处。结果就是无论你吃什么都会有强烈的饱腹感。从这个角度看，我们似乎有选择的余地——绕过胃肠道或绕过精加工饮食。

天然、消化慢的食物，为这项计划的所有阶段奠定了基础。在阶段 1 的两周时间内，你要避免摄入谷物制品、土豆和浓缩糖（少量的浓黑巧克力是允许的）。除此以外，碳水化合物只能从最低 GL 的食物中获取，例如不含淀粉的蔬菜、非热带的水果、豆类和坚果。但是可以放心，每天有丰盛的三餐外加两顿点心，你不会觉得饿，对食物的渴望也会快速减弱。你会很惊讶地发现其实不吃精制碳水化合物也没那么难嘛！

在阶段 2，可以增加一点粗加工的谷物、淀粉类蔬菜（土豆除外）、热带水果比如香蕉，和很少的糖。在阶段 3，可以谨慎添加一些加工程度更高的碳水化合物，在个人耐受的基础上最大限度地提升灵活度。对于遵循无麸质饮食的人来说，"总觉得饿"的解决方案用完整颗粒谷物替代小麦和其他含麸质谷物，很容易让人适应。

（小测验 2 答案：1. 土豆）

脂肪的种类

小测验 3：

白面包和黄油，哪一种更不益于心脏健康？

（答案在第 102 页）

近半个世纪以来，脂肪被认为是三种主要营养元素中最不健康的，而饱和脂肪又是脂肪中最糟的一种。[21] 饱和脂肪，正如黄油和椰子中所含的那样，在室温下呈固态。相反，单不饱和脂肪（橄榄油和坚果中的）和多不饱和脂肪（多脂鱼、某些坚果和植物油中的）则在室温下呈液态。

饱和脂肪在 20 世纪 60 年代臭名昭著，有观察显示它会升高低密度脂蛋白胆固醇，而这有可能诱发心脏病。从那时起，全国的营养推荐都一致建议把饱和脂肪的摄入量减到非常低的水平。很大程度上因为这个原因，由部分氢化植物油（也叫作反式脂肪）制成的人造黄油销量在 20 世纪七八十年代急剧增加。反式脂肪在室温下呈固态，在有健康意识的消费者眼中，它就成了颇受青睐的黄油替代品。不幸的是，这些非天然的脂肪竟然远比饱和脂肪更糟糕，是食物添加剂中最接近毒药的东西。[22] 直到最近被禁用之前反式脂肪已经导致全美每年有数万人死于心血管疾病。[23]

最近，随着一些畅销饮食书对饱和脂肪营养价值的大加赞赏，舆论的钟摆又完全转向了另一边。虽然饱和脂肪对

LDL 胆固醇有负面影响，但它同时也会升高保护心脏的 HDL 胆固醇，让两者的比率相对保持不变。相反，高 GI 碳水化合物会降低 HDL 胆固醇并升高甘油三酯，两者相结合对心血管疾病的影响比饱和脂肪更糟糕。[24] 丹麦研究人员花费 12 年时间对 5 万名成年人进行的一项研究证实了这种可能性。他们发现，用高 GI 碳水化合物替代饱和脂肪，心脏病发病风险会增加 33%。[25] 用低 GI 碳水化合物替代饱和脂肪则降低了该风险，但是这种替换通常不会发生。在西方国家，当人们减少饱和脂肪的摄入时，他们倾向于食用更多的精制淀粉和糖来弥补，而不是水果、豆类或坚果。[26]

的确，有两篇受到高度关注的论文提出，在普通人群中，饱和脂肪的摄入和心血管疾病在本质上没有关系。[27] 然而，这些分析不免将标准设得太低了。美国和其他西方国家的日常饮食中充斥着大量的精加工食品，使全体民众身处心血管疾病和糖尿病的高风险之中。说一种膳食成分不会增加已经如此高的风险，说明不了什么。

许多研究表明，相较于含饱和脂肪较高的饮食，含不饱和脂肪较高的饮食可以降低疾病的风险。在一份对 1.3 万名参与者进行随机对照试验的分析报告中，用多不饱和脂肪替代饱和脂肪，使罹患心血管疾病的风险降低了 19%，干预时间越长，效果越明显。[28] 单不饱和脂肪可能也有相似的好处。[29] 特别令人关注的是：饱和脂肪可能也会引起慢性炎症和胰岛素抵抗，这也是肥胖会诱发慢性病的深层生物学因素。

仅仅在一餐过后，相比不饱和脂肪，饱和脂肪就对血液中的炎症标志物、血管弹性和胰岛素作用产生了不良影响。[30] 在动物实验中，含饱和脂肪较高的饮食被证实会激活重要的炎症途径，导致下丘脑(大脑中调节饥饿和新陈代谢的关键区域)发炎、提高胰岛素水平，改变脂肪细胞的活性。[31]

　　两项近期研究进一步证明了，和碳水化合物一样，不是所有类型的脂肪热量都是相同的。在一项试验中，39 名标准体重的成年人分成两组，一组每天超量摄入 750 卡路里含有饱和脂肪（棕榈油）的松饼；另一组每天超量摄入 750 卡路里含有多不饱和脂肪（葵花子油）的松饼。7 周后，正如所预期的一样，两组参与者的体重都增加了大约 1.36 千克，但是饱和脂肪组参与者的身体总脂肪和肝脏脂肪明显更多，而多不饱和脂肪组参与者的肌肉组织更多。[32] 在另一项试验中，34 名青年在两个独立的 3 周时段内分别接受了含有较高饱和脂肪（棕榈酸）的饮食和含有较高单不饱和脂肪（油酸）的饮食。除此以外，饮食都是一样的，而且参与者和研究人员事先都不知道先摄入的是哪种类型的脂肪。结果引人注目！摄入饱和脂肪的参与者在休息时的新陈代谢速度更慢，体力活动更少，更容易发怒和对人有敌意。[33] 如果考虑到慢性炎症和胰岛素抵抗会对身体和大脑造成的深远影响，那么我们摄入脂肪的质量能够影响我们的新陈代谢、身体成分、能量水平甚至情绪，也就是意料中的事了。

　　更进一步，饱和脂肪也并不都是相同的。乳制品中的饱和脂肪相比红肉中的饱和脂肪更健康。[34] 比如椰子中含有的短链饱和脂肪酸代谢较快，不会长时间逗留而引起更多麻烦。让情况变得更复杂的是，饮食中碳水化合物的量和种类会左右膳食脂肪对血脂的影响，饱和脂肪和精制碳水化合物是特别危险的组合。[35] 因此，在不吃面包的情况下，黄油可能相对来说是良性的。

在关于饱和脂肪的激烈辩论中，真相可能介于两者之间。饱和脂肪既不是大众健康的头号敌人，也不是健康食物。

在"总觉得饿"的解决方案中，你将摄入大量的不饱和脂肪，但同时也会摄入适量的饱和脂肪。有的食物富含饱和脂肪——比如酸奶制品、椰子和巧克力——会为优质饮食增添美味，因此没有理由避开它们。少许鲜奶油加上新鲜的浆果制成甜品，比常见的高糖甜品要健康得多。另外，"总觉得饿"的解决方案每周还提供几份鱼，从中获取长链 omega-3 脂肪。在细胞水平上，这些多不饱和脂肪是构成重要的抗炎细胞信号的基本成分，[36] 而在美国，这种脂肪我们通常都吃得不够多。特别是对那些有慢性炎症的人来说，鱼油补充剂也会有帮助。素食主义者可以用亚麻油或某些种类的坚果来满足这一营养需求，但是植物中的 omega-3 脂肪属于短链脂肪，对人体的效果不那么明显。

（小测验 3 答案：白面包）

动物或植物

小测验4：

按每克计算，以下哪种食物蛋白质含量最多？

1. 煮熟的鸡蛋

2. 炸鸡块

3. 热狗

4. 丹贝（一种大豆制品，常见于某些亚洲国家）

（答案在第104页）

有些饮食书认为肉类是有毒的。有些则吹捧肉类是难得的优质食物。其实，真相也是介于两者之间。

从人类出现伊始，动物性食品就成了人类营养中的重要组成部分。动物性食品含有较多的蛋白质、脂肪和其他重要营养元素。但是如今工业化养殖的牛和鸡，和我们祖父母那一辈吃的放养动物不同，和我们的祖先狩猎得来的野生动物更是不同。[37]工业化的畜牧生产还造成了严重的道德和环境问题。而野生动物的数量远远不能满足全世界70亿人口的需求。

对成年人来说，包含乳制品和鸡蛋的素食饮食或者（精心安排的）完全不含动物性食品的严格素食饮食，也可以满足人体的营养所需。与一般印象不同的是，有的植物产品含有大量的蛋白质，例如，112克的丹贝中含有23克蛋白质，比同等质量的煮熟的鸡蛋（13克）、炸鸡块（14克）和热狗（12克）的蛋白质含量要多。

也有迹象表明，用植物而非肉类代替碳水化合物对健康有特别的好处。在护士健康研究中，大约8万名食用低碳水化合物饮食的女性中，摄入较多植物蛋白和脂肪的人在过去20年里患心脏病的风险要低30%，而摄入较多动物蛋白和脂肪的人则没有体现出这种抵抗力。[38]

对这项发现的一种解释是，相比植物蛋白，动物蛋白中氨基酸的相对含量足以刺激生成较多的胰岛素和较少的胰高血糖素，这种激素组合对血清胆固醇和脂肪细胞的新陈代谢不利。[39]以肉类为主的现代饮食的其他缺点还包括不太健康的膳食脂肪类型、过量的铁吸收（特别针对男性），以及长期受到激素、防腐剂和环境污染的影响。

最后，我们可以自行选择吃多少肉类、乳制品和鸡蛋。这个决定不仅和健康相关，还和个人喜好、文化、道德和环境相关。从个人健康的角度出发，科学证据表明没有理由要排除动物性食品。然而，对我们自身和我们生存的地球来说，以植物为主食似乎更合理。因此，"总觉得饿"的解决方案的所有食谱和饮食计划都有素食可供选择。

（小测验4答案：4.丹贝）

益生菌、益生元和多酚

小测验 5：

判断题：肠道中的微生物数量比身体中的细胞数量多。

（答案在第 107 页）

人类和微生物一直以来都关系密切，微生物来源于人与食物、水、泥土、动物以及彼此之间频繁的接触。我们的消化道含有大量的细菌、病毒和其他微生物，估计总数超过 100 万亿[40]，与之相比，我们身体内的细胞数量大约是 35 万亿。大多数微生物是无害的，甚至是有益的。然而，在西方社会，有各种各样的原因让肠道菌群的生物多样性和数量受损：在现代"卫生"环境中和微生物接触的减少、精加工的饮食和抗生素的频繁使用。[41]

除了能帮助消化食物，肠道菌群在保持肠道黏膜的健康和完整上起到了至关重要的作用。肠道黏膜是分隔肠内未消化物和身体内部环境的关键屏障，通过合理饮食，有益菌所产生的发酵副产物（例如短链脂肪酸）可为结肠提供养分，加强相邻细胞间正常的不通透连接。最近证实，有益菌还可以通过一系列复杂的交互活动，维持肠道内免疫细胞的正常工作。但是，如果菌群中细菌的种类或数量出错，肠道黏膜就可能会受损，出现肠漏，导致没有完全消化的食物和微生物分解产物被吸收直接进入血液。长期接触这些有毒物质会造成免疫系统过度疲劳，增加了糖尿病和其他肥胖相关并发症的风险。[42]另外，和肠漏症相关的疾病种类数目惊人，包括哮喘、关节炎、湿疹、牛皮癣、肠道易激综合征、慢性疲劳综合征、抑郁症、精神分裂症、多发性硬化、阿尔茨海默病等等。[43]

这和减肥又有什么关系呢？肥胖人群和正常人群的肠道菌群似乎不同。[44]在对192名体重各不相同的成年人进行调查时，丹麦研究人员通过肠道细菌的组成把他们分为截然不同的两个组。和细菌丰富度高的人相比，那些细菌丰富度低的人胰岛素抵抗和慢性疾病更严重，体重也增加得更厉害。[45]

几年前有一项试验，简直就像是科幻小说中的情节一样。研究者分别对两组在无菌环境中喂养的老鼠进行粪便移植，粪便的来源是两对体重不同的人类双胞胎（一对较瘦，另一对较胖）。令人惊奇的是，接受较胖双胞胎粪便移植的老鼠，变得明显比接受较瘦双胞胎粪便移植的老鼠更胖。而且，两组老鼠被关在一起生活后，瘦鼠身上的细菌得以传播到胖鼠身上，防止了胖鼠体重的过度增加。[46]

我们如何能在肠道内保持健康的微生物"花园"呢？很明显，答案不是放弃洗手和其他卫生习惯。相反，要像照看一个真正的花园一样，需要正确地播种、施肥，还要小心地除草。这些都得通过益生菌、益生元和多酚来实现。

益生菌是存在于某些食物和营养补充剂中有益的活性微生物（有时是酵母菌）。益生元是植物的组成部分，通常归类为"纤维"，不能被小肠所吸收，相反在结肠中为有益菌提供食物。多酚是从植物中提取的化学物质，各色水果和蔬菜（特别是浆果）中都富含多酚，它可以减缓有害微生物的生长，促进有益菌的繁殖。[47]另外，有些多酚，像香料姜黄中的姜黄素，可以在肠道中被吸收，在体内起到抗炎的作用。[48]天然植物和活性发酵食品给我们提供了这三种微生物促进因子，有助于营造有利的体内生态。[49]

　　无论你是选择标准饮食或是素食饮食，在"总觉得饿"的解决方案中，各个阶段都有丰富的天然植物食品，用来培养充满生机、表现良好的微生物。酸奶也常出现在饮食计划上，保证选择的食品中含有活性益生菌。尽量多摄入其他含有益生菌的食物，例如真正发酵的腌菜（不是用醋浸泡的）、德国泡菜、韩国泡菜和开菲尔（牛奶酒）。你也可以考虑高品质的益生菌补充剂。另外，食谱中香料的用量可以自由选择，它们能提供各色香味和丰富的多酚。另外要避免使用乳化剂（比如羧甲基纤维素、聚山梨醇酯 -80 和卵磷脂），它们会分解肠道内的保护黏膜。[50]

　　（小测试 5 答案：正确）

糖和人工甜味剂

小测验 6：

果糖有毒吗？

（答案在第 111 页）

在 20 世纪 90 年代，糖被广泛认为是无害的，含糖饮料被标榜"零脂肪"来售卖。[51] 如今，一些著名专家把果糖（糖的主要成分）的高消耗视为美国饮食中的主要问题，是造成孪生流行病——肥胖症和糖尿病——的唯一原因。[52] 正如本章中涉及的其他饮食争论一样，真相可能更微妙。

大多数糖由三种基本成分组成——葡萄糖、果糖和半乳糖——单独或以多种方式组合在一起。常见的甜味剂，例如白糖（蔗糖）、枫糖、蜂蜜和高果糖含量的玉米糖浆，所含的葡萄糖和果糖基本相等。由于果糖比葡萄糖或半乳糖要甜得多，所以不含果糖的糖类（例如乳糖和麦芽糖）的使用就十分有限。

随着 20 世纪 70 年代以来对减少脂肪摄入的痴迷，含果糖甜味剂的消耗大幅增加，特别是在含糖饮料中。[53] 这种趋势会不会也助长了肥胖流行？和葡萄糖能被人体所有细胞使用不同，果糖几乎只能在肝脏中代谢。一次性摄入太多果糖，肝脏不堪重负，多余的果糖就会转化为新的脂肪分子，最终导致脂肪肝和其他新陈代谢问题。

数项研究证明，与每天摄入约 150 克葡萄糖的参与者相比，每天摄入等量果糖的人会产生胰岛素抵抗，甘油三酯和血压会升高，腹部脂肪会增加。[54] 然而，这些研究因为让参与者摄入过量的果糖而遭到批评，果糖的摄入量达到了日平均 50 克摄入量的 3 倍。[55] 此外，在观察性研究中，作为果糖的主要天然来源，水果的大量食用，会带来积极而非消极的结果。[56] 在可能是此类研究唯一一次临床试验中，17 名南非成年人被要求在至少 12 周的时间内遵照以水果为主的饮食，另外还有少量的坚果以满足营养需求。参与者每天平均摄入 20 份水果，可能含有至少 200 克的果糖。在试验结束的时候，调查人员几乎没有发现任何不良反应。相反，尽管摄入了如此大剂量的果糖，但受试者的体重和其他心脏疾病风险因素却有所改善。[57]

和血糖指数的概念相似，对于果糖我们主要关心的可能不是总量，而是身体的吸收率。[58] 相对于低 GI 的豆类食物，高 GI 的面包对新陈代谢会产生不利的影响，虽然两者的碳水化合物含量基本相等。在我们吃了高果糖含量的玉米糖浆、白糖或蜂蜜等常规甜味剂后，果糖会快速对肝脏造成严重影响。以上任何一种甜味剂只要吃多一点点，就会导致果糖渗透进入代谢途径从而产生脂肪。相较之下，天然水果中的果糖吸收较慢，因为它被纤维所包围，隐藏在水果的细胞内。因此，就算是大量的天然水果一般也不会让你的肝脏负担过重。这种情况很像另一种主要在肝脏中代谢的化合物——酒精。肝脏通常能应付 1 杯酒，如果一次喝 7 杯就会对肝脏造成损伤。

果糖的毒性不是固有的，天然水果是最健康的食物之一。甜味剂中的葡萄糖或者高 GI 食物消化过程中快速释放的葡萄糖也不是完全对身体有利。根据 20 世纪 70 年代的两项小型临床试验显示，仅用葡萄糖为主的精制碳水化合物（不含果糖的糖或淀粉）替代含果糖的甜味剂可能都没有抓住问题的关键。在一项研究中，到南极探险的 19 名男性每天的标准饮食包括了 400 卡路里热量的白糖，或者选择一种用玉米糖浆中的葡萄糖制作的试验性零果糖饮食。调查人员发现，在这两种饮食分别至少摄入了 14 周之后，两者在热量摄入和体重方面并无造成差别，血糖水平也没有出现差异。[59] 另一项研究对代谢病房的 9 名成年病人进行了研究，分别给他们提供了高糖饮食（白糖占 70% 的碳水化合物，平均每天摄入大约 675 卡路里热量）或无糖饮食添加额外的小麦和土豆淀粉。两种饮食分别食用 4 周之后，体重、糖耐量、胰岛素水平或血脂都没有区别。[60] 当然，关于这个问题，我们需要更多调查研究，但是我个人认为，所有种类的浓缩糖之间以及和精制淀粉之间的相似之处，大于它们的代谢差异。

完全不含葡萄糖或果糖的人工甜味剂又如何呢？用糖精替代糖，就能鱼与熊掌兼得了吗？尽管包括安赛蜜、阿斯巴甜、纽甜和三氯蔗糖在内的人工甜味剂基本上没有热量，但是它们仍会对身体造成影响。[61] 这些人工合成的化学物质对接收甜味的味蕾形成的刺激比糖要强上百倍甚至上千倍，可能对饮食质量产生有害的作用。长期食用人工甜味剂的人，可能会觉得天然的甜食（例如水果）不好吃，不甜的食物（例如蔬菜）更是难吃得要命。人工甜味剂也可能会引起胰岛素分泌，使热量进入脂肪细胞并产生饥饿感。[62] 另外，据说脂肪细胞也有甜味味蕾，和舌头上的甜味味蕾相似。人工甜味剂会通过刺激这些味蕾或通过其他方式促进脂肪细胞的生长。[63]

在"总觉得饿"的解决方案中，你要在阶段 1 避免所有的添加糖（除了黑巧克力中的那一点点之外）。在阶段 2 和阶段 3，你可以根据个人的耐受情况适量地添加一点糖。但最好还是用传统的方法来满足对甜食的渴望，那就是吃新鲜水果。在使用甜味剂的时候，尽量选择纯枫糖浆或蜂蜜，而不是白糖。这些相对粗炼的甜味剂含有营养元素和多酚，可以部分平衡糖分。它们的甜味更浓烈，所以可以让你吃得更少。所有食谱和饮食计划都不含人工甜味剂。在放弃了超甜的食物之后，你会惊讶地发现原来新鲜的时令水果吃起来是那么甜那么可口。

（小测验 6 答案：没有）

盐

小测验 7：

判断题：应该尽量减少钠的摄入。

（答案在第 114 页）

许多加工食品含大量的盐，这些盐再加上糖能让廉价的工业食品变得味道鲜美。一份 Jack in the Box（美国知名快餐连锁店）的脆皮鸡柳中的钠含量高达 1 580 毫克，超过政府建议 50 岁以上人群每天摄入的总量。[64] 大量摄入盐会引起高血压,增加心脏病发、中风和肾脏疾病的风险。因为我们饮食中的钠往往只有很小部分来源于厨房的调味盐,所以摆脱精加工食品自然而然会减少盐分的摄入。但是盐真的是吃得越少越好吗?

血液中钠的浓度被控制在一个非常狭窄的范围内。当摄入量增加了,肾脏就会排出多余的部分。当摄入量减少到低于每天 3 ~ 4 克,身体就会通过激活强大的激素来弥补,这个激素叫作肾素−血管紧张素系统(RAS),它能帮助肾脏紧紧抓住盐。[65] 问题在于 RAS 的受体不仅仅存在于肾脏,还存在于脂肪细胞、肌肉、胰腺、血管壁和其他地方。这个系统过于活跃会引起脂肪细胞功能紊乱、胰岛素抵抗和炎症,而正是这些根本问题将肥胖和糖尿病、心脏病关联在一起。抑制 RAS,比如通过广泛使用的血管紧张素转化酶(ACE)抑制剂,可以降低这两大致命疾病的风险,虽然药物对血压有影响,但相比而言还是利大于弊。[66]

因此,过度限制盐的摄入可能会起到反效果,这种可能性已经被数项研究支持。科克伦协作网(一家赞助对科学依据进行系统评价的国际机构)考察了 1950 ~ 2011 年期间 167 个对比低盐和高盐饮食的随机临床试验。他们发现在没有高血压的白人中,钠摄入的减少仅造成收缩压降低 1 毫米汞柱,而舒张压并没有降低。非裔美国人和高血压人群在血压方面得到了更大的改善,血压降低幅度从 2 毫米到 6 毫米汞柱不等。然而,钠的减少也增加了 RAS 的活性、肾上腺素、胆固醇和甘油三酯，说明这可能加剧了胰岛素抵抗。[67]

　　《新英格兰医学杂志》上发表的一项近期研究对大约 10 万人进行了平均 4 年的跟踪调查，根据这项研究和钠摄入量更低或更高的人群相比，摄入量控制在每天 3～6 克范围内的人群——这样的摄入量已经远远超过目前的建议摄入量——致命性心血管疾病的发病风险或死亡率都是最低的。[68] 这些发现吸引了媒体的广泛关注，但是对其解读必须小心谨慎地进行。存在心脏病风险的人更有可能会遵循医嘱，减少盐的摄入。所以在这项观察性研究中，低盐饮食人群风险增加，可能反映出的是已经存在的疾病，而不是钠本身所产生的影响。

　　关于最适宜的钠摄入量还尚无定论。但是有一点似乎很清楚：除了所有精制碳水化合物（对心脏健康尤其有害），快餐、垃圾食品也含有过量的盐。对于有高血压或其他特殊危险因子的人来说，低钠摄入显著降低了血压，而降血压正是主要的公众健康目标之一。但是对所有其他人来说，将钠从平均水平降到非常低的水平好像对血压并无益处，并且可能会引起代谢问题。控制血压的更有效方法可能是降低添加糖[69]和其他精制碳水化合物的摄入[70]，减轻压力和增加体育锻炼，这些都是"总觉得饿"的解决方案的组成部分。

　　在我们的饮食计划中，大多数人每天的钠摄取总量不超过 3 克（取决于你的膳食中加了多少盐），低于近半个世纪以来美国的平均水平。[71] 但是如果你想遵循低钠的饮食，我们的食谱和饮食计划也可以很容易地进行调整以满足你的需求。

（小测验 7 答案：错误）

食品添加剂和污染物

小测验 8：

美国食品药品监督管理局（FDA）允许使用的食品添加剂有多少种？

（答案在第 115 页）

超精加工的工业食品缺少许多对健康有益的成分，例如优质脂肪、消化慢的碳水化合物、人体必需的维生素及矿物质、纤维、益生菌和多酚。防腐剂、色素、香精、乳化剂和其他人工成分的含量倒是很惊人。另外，杀虫剂、塑料、抗生素、重金属和其他污染物还会不经意地出现在我们的食物和饮水里。其中一些干扰激素的物质对脂肪组织特别有害。[72] 近期，两位来自芝加哥大学的内科医生提出了煽动性的（且令人警醒的）观点，认为我们的脂肪细胞正在遭受我们环境中的有毒化学物质的"攻击"。[73] 举个例子，在含有小剂量双酚 A（BPA）环境中出生的老鼠，它们的体重会超标，并且其脂肪细胞的行为也发生了很大的改变，而双酚 A 是一种广泛用于塑料食品容器的化学物质。[74]

事实上，我们食物中大多数的人工添加剂和污染物，并没有经过彻底的检测，以确定其对人体长期健康的影响。[75]

谁又知道这些化学物质在体内会如何各种组合着相互作用呢？"总觉得饿"的解决方案着重于天然的食物，大大减少了和这些化学物质的接触。可行的话，你可以通过购买有机或无农药农作物和在家使用高品质的滤水器来进一步减少接触。

（小测验 8 答案：超过 3 000 种，不包括"公认为安全"的物质[76]）

加分题

小测验 9：

判断题：酸甜三莓爆浆水果橡皮糖含有莓果。

（答案就在下面）

（小测验 9 答案：错误。原料包括浓缩梨汁、糖、玉米糖浆粉、玉米糖浆、改良玉米淀粉、果糖、浓缩葡萄汁、部分氢化棉花籽油、柠檬酸、麦芽糖糊精、棉花籽油、卡拉胶、甘油、单甘酯、柠檬酸钠、苹果酸、柠檬酸钾、维生素 C、香精、香辛料、人工色素和黄原胶[77]）

个性化饮食——为阶段 3 做准备

小测验 10：

以下哪种生物因子能最好地预测个体对不同含量碳水化合物饮食的反应？

1. 血型

2. 眼睛颜色

3. 胰岛素分泌

（答案在第 120 页）

平均而言，人类 DNA 的 99.9% 是完全一样的，所以健康饮食也不需要有什么区别，这里的健康饮食指能满足所有营养需求并使胰岛素和炎症保持在较低水平的饮食。不论体重、年龄、性别、种族或国籍的差异，基于天然、慢消化食物的饮食能降低每个人患慢性疾病的风险。

但是正如许多特殊疾病的风险有很大的个体差异性一样，人们对不良饮食习惯的耐受性也是大有不同。有些人的新陈代谢有很强的适应能力，特别是在年轻精力旺盛的时候。而有些人则十分敏感于精制碳水化合物、某些类型的脂肪[78]（或可解释本章前面提到的一些争论）或饮食中主要营养成分相对比例的大幅变动。我和合作者研究这个问题已长达十几年之久，我们发现胰岛素分泌在此起到了关键的作用。

在摄入碳水化合物之后，胰腺分泌胰岛素来抑制血糖升得过高，但是胰岛素分泌的数量和时间则出现明显个体差异。为了在实验中对这种差异进行评估，我们给志愿者（或者有时候是实验动物）口服葡萄糖溶液，30分钟后测定血液中的胰岛素，这种试验叫作胰岛素-30水平。

在一项发表在《美国临床营养学杂志》的实验中[79]，我们对276名魁北克的中年人进行了6年的跟踪研究，根据饮食特点将他们分成了不同的组别。参与者平均增重了大约2.7千克（对这个年龄段的人来说很正常），但是个体间差异巨大，从减重9千克到增重13.6千克的都有。对那些摄入高碳水化合物／低脂肪饮食的人，胰岛素-30试验很好地预测了差异。也就是说，胰岛素分泌较少的人平均增加的体重为0，而胰岛素分泌较多的人平均增加的体重超过4.5千克。相反，胰岛素-30试验结果与那些摄入低碳水化合物／高脂肪饮食的人的体重增加没有关联。此外，在高碳水化合物／低脂饮食组，参与者在摄入葡萄糖几小时后的低血糖症更严重，并且预示着体重的增加。

这一研究表明，有些人因为生理原因对碳水化合物特别敏感。高碳水化合物的饮食加剧了他们分泌过多胰岛素的潜在倾向，形成了高胰岛素-低血糖的恶性循环，最终导致体重过度增加。不过这些人可以通过改变饮食来降低这种风险，把高碳水化合物饮食换成低碳水化合物饮食或者换成我们下面会提到的低GI饮食。

在第三章中，我们提到了发表在《柳叶刀》上的一项动物实验（见图4-2），[80]该实验发现和喂食低GI饮食的老鼠相比，喂食高GI饮食的老鼠的身体脂肪含量更高。同样地，胰岛素-30也有力地预测出了高GI组的每只老鼠分别增加了多少体重和脂肪，大约占总变量的85%。（这个比例相当高，相比之下，所有已知的基因对人类体重差异形成的影响只占10%的比重。）在低GI组，胰岛素-30与体重增加无关。

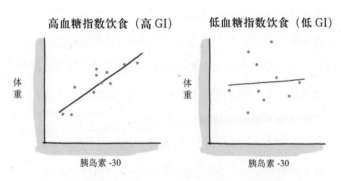

高血糖指数饮食（高GI）　　　**低血糖指数饮食（低GI）**

图 4-2　高 GI 或低 GI 喂养对老鼠胰岛素分泌和体重增加的影响

　　我和同事们对这个假设进行了一项长期的临床试验，并发表在 *JAMA* 上。[81] 我们测定了 73 名青年的胰岛素分泌，然后将他们随机分到低 GL 或低脂饮食组，并在 18 个月的试验期内给两组提供相同的饮食咨询和其他帮助。

　　对于胰岛素-30 指标低的人，摄入两种不同饮食造成的体重减轻差异不明显。然而，胰岛素-30 指标高（超过每毫升 57.5 微单位）并采用低 GL 饮食的人相比那些低脂饮食的人多减重4.5千克。此外，胰岛素分泌较多又被分到低脂饮食组的人比其他任何人都更想退出试验，说明这种饮食不适合他们。

值得高兴的是，一个人对某种饮食的敏感性可能不是一成不变的。在经过一个月的低碳水化合物饮食之后，胰腺内生成胰岛素的细胞似乎平静了下来，这样一来，胰岛素—30指标较高的人群可以忍受更多的碳水化合物而不会减缓新陈代谢速率（至少在短期内）。[82] 用这种方法，"总觉得饿"的解决方案的阶段1和阶段2可以重置新陈代谢，让原来对碳水化合物敏感的人在阶段3摄入一些精制碳水化合物而不会产生不良反应。

毫无疑问，还有其他生理上的差异会影响人们对不同饮食的反应（虽然血型差异的影响证据不足）。此外，体育锻炼量也会有影响。当参与者每天摄入5份含糖饮料并被限制每天不能走路超过4 500步时，体内就会出现甘油三酯、炎症和胰岛素增加的现象。但是当他们每天走路超过1.2万步时，这些不良变化就不会出现了。[83] 经常从事体力劳动的中国农民吃很多白米饭可能也不会造成代谢问题。但当数百万农村人口迁移到城市后，原来的高碳水化合物饮食结构没有改变，而高强度的运动却没有了，结果糖尿病的发病率猛增。[84]

当然，除了生理差异，还存在个人对食物的特殊喜好、文化习惯、时间宽裕与否、自律程度和个人健康目标等等影响因素。因此，我们打造了适用性极高的"总觉得饿"的解决方案，这样每个人都能在自己身体所需和个人喜好之间找到最好的平衡点。阶段 1 和阶段 2 的目的，是重新训练脂肪细胞、促进新陈代谢、帮助你找到最佳体重。阶段 3 可以让你自由发挥。用每日跟踪表和每月进度图（见附录 B）来跟踪体重、饥饿感、食欲、体力精力和整体健康。如果在增加一些精制碳水化合物后各项指标仍稳定的话，便可自在享受你的新陈代谢允许的自由空间（要适可而止）。如果不稳定的话，就削减精制碳水化合物，或者随时回到阶段 2。记住：低品质食物带来的瞬间快感，绝不值得用长久的健康来换取。

（小测验 10 答案：3. 胰岛素分泌）

第一部分至此就结束了，我们探索了对饮食、体重和预防慢性疾病的一种思考，它与传统观点截然不同。在第二部分，我们把所有这些信息汇总形成了一个分为三个阶段的计划来达到永久的减肥效果。